上肢假肢肌电控制技术

何荣荣　**编著**

喻洪流　**主审**

东南大学出版社

·南京·

图书在版编目(CIP)数据

上肢假肢肌电控制技术 / 何荣荣编著. —南京：东
南大学出版社，2020.12
 （康复工程系列精品丛书）
 ISBN 978-7-5641-9315-7

Ⅰ.①上… Ⅱ.①何… Ⅲ.①上肢—假肢—肌电控
制—研究 Ⅳ.①R318.17

中国版本图书馆 CIP 数据核字(2020)第 251159 号

上肢假肢肌电控制技术

编　　著	何荣荣	
出版发行	东南大学出版社	
社　　址	南京市玄武区四牌楼 2 号(210096)	
网　　址	http://www.seupress.com	
出 版 人	江建中	
责任编辑	丁志星	
经　　销	全国各地新华书店	
印　　刷	广东虎彩云印刷有限公司	
开　　本	787mm×1092mm　1/16	
印　　张	14	
字　　数	350 千字	
版　　次	2020 年 12 月第 1 版	
印　　次	2020 年 12 月第 1 次印刷	
书　　号	ISBN 978-7-5641-9315-7	
定　　价	78.00 元	

东大版图书若有印装质量问题，请直接与营销中心联系。电话(传真)：025－83791830

前　言

　　上肢是与生活、学习、工作和社交等活动紧密相关的肢体。上肢含肩关节、上臂、肘关节、前臂、腕关节和手,这其中手有多种功能,它感觉敏锐,动作灵巧,在人的多种活动中起着极为重要的作用。由于工伤、车祸、疾病或其他原因导致上肢某些部位缺失的患者,其个人面临多方面的困难和精神负担,并失去部分服务社会的能力。上肢假肢是指整体或部分替代人体上肢功能的人工假体。上肢有缺失的患者通过配置较为先进的肌电控制上肢假肢,能够实现部分的生活或工作方面的操作。上肢假肢肌电控制的基本原理为:人的大脑出现上肢运动想象后,其产生的生物电经神经系统传导使上肢某一部位肌肉表面皮肤出现肌电变化。肌电传感器对肌电进行检测,上肢假肢中的控制器对肌电信号进行分析、判别及运算,产生与大脑上肢运动想象相应的控制信号并传输至驱动器,驱动器根据控制信号产生电压驱动微型直流电机运行,微型直流电机输出的机械动力经传动机构拖动上肢假肢机构实现大脑中所想象的上肢运动。

　　上肢假肢肌电控制涉及生物医学、生物医学检测技术、电子学、计算机技术、信号处理、信号分析、控制技术、电力拖动、精密机械、材料学和3D打印技术等多个学科及技术领域。

　　上海理工大学自2013年在原康复工程专业方向基础上开始设立"假肢矫形工程"本科专业,在专业建设过程中编写了很多专业教学讲义,本书是在原讲义基础上更新完善而成。由于我国目前还没有肌电假肢相关的教材及参考书,本书的编写旨在为同行及相关专业学生提供一本肌电假肢的教材或参考书。

　　本书共分八章,各章主要内容安排如下:

　　第一章为绪论。内容包括假肢、上肢截肢及其假肢概况。

　　第二章为上肢假肢功能结构及控制方式。内容包括上肢假肢功能结构、上肢假肢控制方式。

　　第三章为神经与肌肉的电性质。内容包括生物电产生的机制、神经系统基本概念和大脑运动想象与上肢肌电活动。

　　第四章为生物电信号放大与处理的基本电路。内容包括集成运算放大器简介、信号放大电路、信号处理电路和集成稳压电路。

第五章为表面肌电检测及信号处理。内容包括表面肌电与检测电极、微弱信号放大、肌电检测与信号处理和肌电检测的干扰抑制。

第六章为上肢假肢肌电控制基础。内容包括假肢肌电控制系统、AVR 单片机及编程语言、假肢肌电控制的基本功能程序和上肢假肢电机及其驱动。

第七章为上肢肌电控制假肢。内容包括肌电比例控制假手的工作原理、肌电阈值控制假手的工作原理、肌电模式识别控制仿生手的工作原理、常用上肢肌电控制假肢和生物反馈与残肢肌电自我强化。

第八章为上肢假肢控制新技术。内容包括概述、语音控制上肢假肢的工作原理、脑机接口控制上肢假肢的工作原理和上肢假肢控制近期研究及展望。

书中第五章表面肌电检测及信号处理、第六章中的上肢假肢肌电控制的基本功能程序及上肢假肢电机及其驱动、第七章中的肌电比例控制假手和第八章的语音控制上肢假肢等内容均来自作者及作者所在科研团队的科研成果。

本书在编写过程中始终得到上海理工大学康复工程与技术研究所所长、上海康复器械工程技术研究中心主任喻洪流教授的悉心指导与大力支持和帮助。喻洪流教授仔细地审阅了全书,提出了许多有益建议和宝贵意见,在此表示衷心感谢!此外,对在编书期间提供过帮助的研究所石萍、李素姣等老师表示诚挚感谢,对提供过帮助的江苏丹阳假肢厂有限公司张志敏工程师表示诚挚感谢。

本书在编写过程中参考了多本相关书籍及资料,在此特向有关书籍及资料的作者表示真诚地感谢!

限于时间及作者的学识,书中错误及不足之处敬请读者批评指正。谢谢!

目　　录

第一章　绪论 …………………………………………………………………… 1

第一节　假肢 …………………………………………………………………… 1

一、假肢发展简史 …………………………………………………………… 1

二、假肢分类 ………………………………………………………………… 4

第二节　上肢截肢及其假肢概况 …………………………………………… 6

一、上肢截肢 ………………………………………………………………… 6

二、上肢假肢概况 …………………………………………………………… 8

第二章　上肢假肢功能结构及控制方式 …………………………………… 14

第一节　上肢假肢功能结构 ………………………………………………… 14

一、假手结构 ………………………………………………………………… 14

二、腕关节结构 ……………………………………………………………… 15

三、肘关节结构 ……………………………………………………………… 16

四、肩关节结构 ……………………………………………………………… 17

五、接受腔 …………………………………………………………………… 18

六、悬吊装置及牵引索 ……………………………………………………… 18

第二节　上肢假肢控制方式 ………………………………………………… 20

一、上肢假肢肌电控制方式 ………………………………………………… 20

二、上肢假肢其他控制方式 ………………………………………………… 21

第三章　神经与肌肉的电性质 ……………………………………………… 23

第一节　生物电产生的机制 ………………………………………………… 23

一、静息电位和 K^+ 平衡电位 ……………………………………………… 23

二、动作电位和 Na^+ 平衡电位 …………………………………………… 24

三、动作电位在同一细胞上的传导 ………………………………………… 25

四、动作电位的基本特征和功能 …………………………………………… 26

第二节　神经系统基本概念 ………………………………………………… 27

一、神经系统的基本结构 …………………………………………………… 27

二、神经元 …………………………………………………………………… 28

三、大脑及其运动皮质 ……………………………………………………… 31

四、脊髓 ……………………………………………………………………… 33

五、周围神经 ·· 34
六、神经系统对躯体运动的调控 ···························· 35
第三节　大脑运动想象与上肢肌电活动 ······················· 35
一、上肢肌肉 ·· 35
二、上肢神经 ·· 38
三、神经肌肉接头 ······································ 40
四、大脑运动皮质至肢体肌肉的神经通路 ···················· 41
五、大脑运动想象引发的上肢残肢肌电活动 ·················· 44

第四章　生物电信号放大与处理的基本电路 ····················· 45
第一节　集成运算放大器简介 ····························· 45
一、集成运算放大器基本结构 ····························· 45
二、集成运算放大器常见类型 ····························· 45
三、集成运算放大器主要参数 ····························· 46
四、集成运算放大器理想模型 ····························· 47
第二节　信号放大电路 ································· 48
一、反相放大电路 ······································ 48
二、同相放大电路 ······································ 49
三、电压跟随电路 ······································ 50
四、差动放大电路 ······································ 51
第三节　信号处理电路 ································· 52
一、滤波电路 ·· 52
二、运算电路 ·· 59
第四节　集成稳压电路 ································· 63
一、三端集成稳压器及应用电路 ·························· 63
二、电压转换电路 ······································ 65

第五章　表面肌电检测及信号处理 ························· 66
第一节　表面肌电与检测电极 ····························· 66
一、肌电基本特征及参数 ································· 66
二、表面肌电 ·· 67
三、皮肤的电阻抗 ······································ 68
四、检测电极 ·· 68
第二节　微弱信号放大 ································· 73
一、高输入阻抗 ·· 73
二、高共模抑制比 ······································ 74
三、低噪声 ·· 76
四、微弱信号放大器 ···································· 76

第三节　肌电检测与信号处理 ………………………………………… 80
　　一、肌电检测与信号处理电路 ………………………………… 80
　　二、表面电极 …………………………………………………… 80
　　三、前置放大 …………………………………………………… 80
　　四、高通滤波及放大 …………………………………………… 83
　　五、50Hz 陷波 ………………………………………………… 84
　　六、低通滤波及放大 …………………………………………… 85
　　七、全波整流与低通滤波 ……………………………………… 86
第四节　肌电检测的干扰抑制 ……………………………………… 87
　　一、干扰源 ……………………………………………………… 87
　　二、干扰抑制 …………………………………………………… 88

第六章　上肢假肢肌电控制基础 …………………………………… 90
第一节　假肢肌电控制系统 ………………………………………… 90
　　一、肌电控制对象 ……………………………………………… 90
　　二、肌电控制系统的组成 ……………………………………… 91
　　三、肌电信号分析方法及数字滤波 …………………………… 93
　　四、肌电信号特征提取与分类 ………………………………… 95
　　五、假肢运动与肌电信号的控制关系 ………………………… 98
　　六、假肢肌电控制系统的基本原理 …………………………… 99
第二节　AVR 单片机及编程语言 …………………………………… 99
　　一、单片机简介 ……………………………………………… 100
　　二、AVR 单片机 ……………………………………………… 101
　　三、AVR 单片机　C 语言简介 ……………………………… 108
　　四、AVR 单片机开发环境 …………………………………… 127
　　五、程序下载 ………………………………………………… 131
第三节　假肢肌电控制的基本功能程序 ………………………… 135
　　一、A/D 转换程序 …………………………………………… 135
　　二、PWM 程序 ……………………………………………… 137
　　三、延时程序 ………………………………………………… 138
第四节　上肢假肢电机及其驱动 ………………………………… 139
　　一、假肢电机的基本方程及运行特性 ……………………… 139
　　二、上肢假肢常用电机 ……………………………………… 142
　　三、上肢假肢电机驱动 ……………………………………… 143

第七章　上肢肌电控制假肢 ……………………………………… 148
第一节　肌电比例控制假手的工作原理 ………………………… 148
　　一、假手基本结构 …………………………………………… 148

二、控制系统简介 ·· 149

三、肌电传感器 ·· 149

四、控制器与驱动器 ·· 152

五、比例控制特性 ·· 154

六、控制程序基本框架 ······································ 154

七、工作原理 ·· 156

八、工作过程 ·· 156

九、工作特性及技术数据 ···································· 159

第二节　肌电阈值控制假手的工作原理 ·························· 162

一、假手基本结构 ·· 162

二、控制系统简介 ·· 162

三、肌电传感器 ·· 162

四、控制器与驱动器 ·· 163

五、阈值控制特性 ·· 165

六、控制程序基本框架 ······································ 165

七、工作原理 ·· 166

八、工作过程 ·· 167

第三节　肌电模式识别控制仿生手的工作原理 ···················· 170

一、仿生手的基本机械结构 ·································· 170

二、控制系统简介 ·· 171

三、工作原理 ·· 173

四、工作过程 ·· 173

第四节　常用上肢肌电控制假肢 ······························ 175

一、半掌一自由度肌电控制假肢 ······························ 175

二、前臂一自由度肌电控制假肢 ······························ 176

三、前臂二自由度肌电控制假肢 ······························ 176

四、上臂三自由度肌电控制假肢 ······························ 178

五、全臂四自由度肌电控制假肢 ······························ 179

六、肌电与其他控制混合控制的假肢 ·························· 180

七、可切换运动模式的肌电控制假肢 ·························· 181

第五节　生物反馈与残肢肌电自我强化 ························ 182

一、生物反馈基本概念 ······································ 182

二、残肢肌电的自我强化 ···································· 183

第八章　上肢假肢控制新技术 ································ 185

第一节　概述 ·· 185

一、上肢假肢控制新技术简介 ································ 185

二、部分新型上肢假肢 ······································ 186

第二节　语音控制上肢假肢的工作原理 ……………………………………… 188
　　一、语音识别 …………………………………………………………………… 188
　　二、控制系统简介 ……………………………………………………………… 189
　　三、工作原理 …………………………………………………………………… 191
第三节　脑机接口控制上肢假肢的工作原理 ……………………………… 191
　　一、脑机接口 …………………………………………………………………… 192
　　二、控制系统简介 ……………………………………………………………… 192
　　三、工作原理 …………………………………………………………………… 198
第四节　上肢假肢控制近期研究及展望 …………………………………… 198
　　一、上肢假肢控制研究近况 ………………………………………………… 199
　　二、握力自动调节假手简介 ………………………………………………… 200
　　三、神经接口控制假手简介 ………………………………………………… 202
　　四、智能控制假手简介 ……………………………………………………… 204
　　五、上肢假肢控制研究展望 ………………………………………………… 207

参考文献 ………………………………………………………………………… 209

第一章 绪 论

第一节 假 肢

四肢在人的生活和劳动中具有极其重要的作用,如果一个人因为疾患、工伤、车祸或其他各种原因导致肢体残缺,将给其生活、学习和工作造成很大的不便和困难。为肢残患者弥补或重建部分肢体功能是假肢行业肩负的崇高使命。假肢技术的发展与进步,使假肢的肢体替代功能有了显著的提升,肢残患者与假肢的融合度及对假肢操控性都在逐渐提高,特别是对于某些残缺部位,高性能假肢的替代功能已能较好地满足肢残患者需求。

假肢是一种用工程技术的手段和方法,为肢体残缺、肢体不全和截肢患者而专门设计制造和安装的人工假体,使他们肢体功能尽可能得以重建,恢复或部分恢复生活、学习、工作和社交能力。

假肢分上肢假肢和下肢假肢两大类,良好的假肢要求功能好、穿戴舒适、轻便耐用、外观近似健肢。假肢是由残肢支配的,要求有尽可能好的残肢条件,为此,截肢方案、截肢手术和配置假肢前的残肢功能训练至关重要,有了较好的残肢条件,配以设计正确和制造良好的假肢,再通过功能训练,可使截肢患者的残肢与假肢良好结合而充分发挥假肢的替代功能。

随着科学技术和康复医学迅速地发展,假肢制造和配置已成为一门由众多现代工程技术与现代医学技术相结合的边缘性学科。

一、假肢发展简史

(一) 假肢发展历程

假肢制造、配置技术随着科学技术不断发展而不断改进。我国的考古工作者在早期齐家文化的随葬品中发现了陶制假肢(图1-1),据考证其出自黄河流域上游新石器时代晚期到青铜器时代,距今约4 000多年。

英国科学家在一具有3 000年历史的古埃及女性木乃伊脚上找到一个与关节处相连的假脚趾,假脚趾由木头和皮革制成(图1-2),据科学家观察,这是一个使用过的假脚趾,其上有磨损迹象。

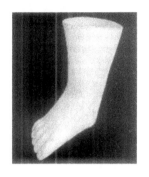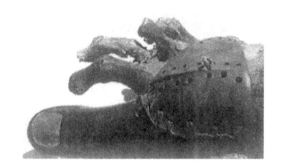

图 1-1　4 000 多年前陶制假肢　　　　图 1-2　3 000 多年前假脚趾

　　1858 年意大利出土了一条公元前 300 年左右的大腿假肢,该假肢由木材制成,用皮革、青铜和铁材料加固。

　　公元前 218～201 年罗马与迦太基的战争(第 2 次布匿战争)中,一位将军失去了一只手,在配置了假手后,他继续战斗。

　　在欧洲一些历史博物馆内可以看到 15 世纪的假肢,这时期假肢制造材料逐渐用金属代替了部分木材,有了比较好的外形和功能。

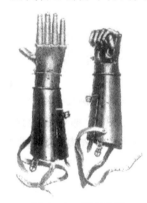

　　1502 年,德国骑士果茨失去了一只手,由锻工做了一只铁手替代失去的手,铁手的关节可活动(图 1-3)。

　　17 世纪,开始有人用木材制作容纳残肢的接受腔,由其连接残肢与假肢,传递残肢与假肢之间的力。同期,出现用金属制作假肢的膝关节。

　　19 世纪,出现了用牛皮制成的假肢。

　　第一次世界大战后,成千上万的截肢患者期望安装假肢,这些需求推动了假肢研究与发展,使制造和配置假肢的行业规模迅速扩大。在第一次世界大战以后,皇家玛丽医院的康复中心——罗汉普顿成为军人接受四肢康复治疗中心之一。

图 1-3　果茨铁手

　　20 世纪 40 年代,下肢假肢大多采用薄铝板手工敲制而成,为筒形结构,外观上类似人腿的形状。

　　第二次世界大战后,现代科学技术和康复医学迅速地发展,联合国伤兵管理协会资助了有关容纳四边形接受腔的膝髌韧带承重的研究。

　　20 世纪 50 年代,随着工业的发展及新材料的出现,人们成功地研制出了新合金、塑料等材质的现代假肢。现代假肢采取了仿生的骨骼式结构,即模仿了人的肢体内有坚硬骨骼支撑,外有柔软肌肉的结构形态。它的“骨骼”就是起连接作用的金属管,它的“肌肉”就是“骨骼”外装饰的泡沫海绵,再加上肉色丝袜,使它的外表看上去与真实肢体相近。

　　20 世纪 60 年代,以德国奥托博克(Ottobock)公司为代表,推出了具有变革性的组件式下肢假肢,揭开了假肢技术的新篇章。

　　20 世纪 70 年代联合国伤兵管理协会对假肢做了进一步研究。合成树脂材料被应用于假肢的制造及装配。组件化假肢产品得到进一步发展。在改进假肢机械结构的同时,人们采用电动、气动和液压作为假肢运动的动力源,应用电子、气动和液压控制技术实现了对假肢运动的控制。

20世纪80年代,人们开始把大量的新材料和新技术引入假肢领域,实现了假肢的钛合金化、碳纤维化,假肢采用单片机控制。在这个时期,出现了钛合金化的组件式下肢假肢、全碳纤维复合材料的组件式下肢假肢、单片机用于下肢假肢摆腿速度控制。西雅图脚、福来克斯脚和储能脚等假肢产品相继问世。高分子材料硅橡胶用于接受腔内衬制作,提高了接受腔的舒适性。该时期灵巧手的代表性成果有斯坦福手、犹他手等。1979年,中国首个肌电控制全臂假肢面世。

20世纪90年代,生物材料开始用于假肢。下肢假肢技术更加完善,各种产品更加丰富。在20世纪80年代产生的一些新产品更为完善和普及。人们开始针对肢残患者的年龄、性别、体重和活动度等因素制定了假肢产品的分类标准。德国制造C-Leg智能大腿假肢、日本制造"马克7号"大腿假肢,用单片机控制人工膝关节的屈曲伸展运动,能和正常人一样行走,上下楼梯。20世纪90年代的假肢技术朝着更精密、更舒适和更符合个人要求的高技术方向发展。

20世纪末,灵巧假手研究取得突破性进展,出现了Southampton假手、Oxford Intelligent假手等。

2000年,悉尼,美国小腿截肢患者布莱恩穿着储能脚跑出了100米11.3秒的成绩。

2005年,冰岛OSSUR公司推出新一代智能膝关节Rheo Knee。这种膝关节采用磁流变阻尼控制技术,可以智能跟踪步速。

1980—2005年,我国假肢行业取得了可喜的成果,主要有假肢接受腔CAD/CAM系统、钛合金下肢假肢组件、足底矫形器CAD/CAM系统、多种类型肌电控制假肢和运动储能脚等。

2005—2018年,上肢假肢和下肢假肢无论是结构设计还是运动控制水平都有显著提高。美国国防高级研究计划署的"Revolutionizing Prosthetics"项目,在假肢机构设计、生机交互和神经功能移植方面取得突破性进展。欧洲Cyber Hand等研究计划,在生机接口、假肢触觉感知方面取得重大进展。神经控制假肢和脑机接口控制假肢等研究及实验室实践已取得多项成果。基于模式识别算法的肌电控制假手的研究、智能控制假手的研究也有显著进展,并取得不少成果。

Ottobock Sensor Hand、i-LIMB Hand、Vincent Hand、Bebionic Hand、原田手等仿人型假手和语音控制假肢已产品化。

2019年,已有采用人工智能技术的假手面世。

(二) 21世纪国内上肢假肢控制的进展历程

2008—2013年,上海理工大学研制成功语音控制上肢假肢、抗电磁干扰肌电比例控制假手和智能动态肌电仿生假手,研制成果均由假肢公司产品化。

2010年,哈尔滨工业大学的科研团队通过采集多通道表面肌电信号实现了假手多运动模式的识别和控制,并在截肢患者的实验中取得成功。

2011 年,上海科生假肢有限公司研制出仿生手。

2014 年 8 月,浙江大学的科研团队在脑-机接口方面的研究取得进展,使上肢高位截肢患者可通过大脑的运动想象使上肢假肢完成大脑所想象的运动。

2016 年,上海交通大学的科研团队研制出 SJT‑6 非植入式神经接口控制的灵巧手。

2019 年,采用人工智能技术的 OHand 超级义肢产品化。BrainRobotics 智能灵巧假手产品化。

(三)国外上肢假肢控制的进展历程

1957 年,苏联科学院机械研究所开始研制实用性前臂肌电控制假肢。

1960 年,苏联研制出实用的肌电控制假手。

1969 年,美国成功研制出肌电控制上臂"波士顿臂"。

20 世纪 70～80 年代,美国的盐湖城犹他大学制成了带有单片机控制的"犹他臂"。日本早稻田大学研制出有感知反馈的肌电假手。

1998 年,英国苏格兰爱丁堡生物工程中心研发了肌电控制全臂假肢。

2002 年,德国 Ottobock 公司开发出 5 手指,每指 2 关节,1 自由度的假手产品,该产品可自动调节假手抓握力。

2009 年,英国 Touch Bionics 公司开发出 5 手指,每指 2 关节,6 自由度的 i‑LIMB 假手产品。日本高崎义肢的原田假手产品有 5 手指,每指 2 关节,5 自由度。i‑LIMB 假手与原田假手的各手指可以单独运动。

2011 年,英国 RSL Steeper 公司开发出 5 手指,11 关节,6 自由度的 Bebionic Hand 假手产品,各手指可以单独运动。

2011—2018 年间,米开朗琪罗智能仿生肌电手面世。

2019 年,智能灵巧手、智能假手面世。

假肢技术随着社会和科学技术的进步而不断由低级向高级,由简单向复杂方向发展。20 世纪 40 至 50 年代为传统假肢的时代,20 世纪 60 至 70 年代为组件化假肢的时代,20 世纪 80～90 年代为新材料应用和单片机控制的时代。21 世纪随着单片机及存储器件等性能提高,以及先进信号处理、模式识别方法及人工智能技术在肌电控制假肢中的应用,使假肢的控制性能显著提高,逐步进入到智能化假肢时代。

二、假肢分类

(一)按截肢部位分类

1. 上肢假肢

可分为假手指、半掌假肢、腕离断假肢、前臂假肢、肘离断假肢、上臂假肢和肩离断假肢。

2. 下肢假肢

可分为部分足假肢、赛姆假肢、小腿假肢、膝离断假肢、大腿假肢和髋离断假肢。

（二）按结构分类

1. 壳式假肢

由制成人体肢体形状的壳体承力。特点是结构简单、重量轻。

2. 骨骼式假肢

由类似骨骼的管状体等承力。特点是假肢的中间为类似骨骼的管状结构,外包海绵物,最外层覆盖肤色袜套或人造皮,外观较好,但结构较复杂,重量较大。

（三）按安装时间分类

1. 临时假肢

用临时接受腔与假肢的一些其他基本部件装配而成的简易假肢,一般用于截肢患者的残肢训练、促使残肢定型。

2. 正式假肢

在截肢患者残肢形状稳定、软组织停止收缩后,为其装配的可以长期使用的定型假肢。

（四）按假肢运动的动力源分类

1. 体力拖动假肢

以截肢患者自身体力为动力源,通过体力来拖动假肢运动。

2. 电动假肢

以电池为动力源,由微型直流电机拖动假肢运动。

3. 气动假肢

以气压泵为动力源,由气动装置拖动假肢运动。

4. 液压假肢

以液压泵为动力源,由液压装置拖动假肢运动。

（五）按假肢组件化情况分类

1. 组件式假肢

由单元化标准组件组装而成的假肢。这类产品已实现工业化生产,组装假肢方便、快捷,产品质量好,价格相对低,也便于维修,是现代假肢发展很快的品种。

2. 非组件式假肢

由非单元化标准组件构成的假肢。

（六）按假肢的主要用途分类

1. 装饰性假肢

装饰性假肢自身无运动功能。

2. 功能性假肢

在动力源驱动下,假肢具有运动功能。

第二节　上肢截肢及其假肢概况

上肢截肢将导致肢体不同程度的功能丧失,截肢平面越高,功能丧失越严重。在满足截肢要求的前提下,要尽可能保留残肢的长度及残肢功能,以利于残肢与上肢假肢的结合及对上肢假肢的操控。

一、上肢截肢

(一)截肢

1. 截肢定义

截肢是截除没有生机或因局部疾病严重威胁生命的肢体。常见的截肢术是将肢体从骨组织连贯处截断,关节离断术则是将肢体从关节处截断。截肢手术将使截肢患者终身失去肢体的一部分,失去一定的生理功能。截肢时需要尽可能保留残肢和残肢功能,考虑假肢对残肢的要求及残肢对假肢的适应,以利于假肢配置及实现替代功能。

2. 截肢的原因

大多数截肢是为挽救或延长患者的生命而不得已采用的手术;有时也会因肢体已完全丧失功能,截除后安装假肢可更利于恢复功能而截肢。常见的截肢原因有:

(1) 严重创伤

肢体的血液供应受到不可修复的破坏,严重创伤导致肢体功能无法合理重建时,需考虑截肢,如机械性损伤导致肢体毁损,烧伤、电击伤、冻伤及严重溃疡导致肢体坏死,不可修复的神经损伤造成肢体严重畸形等。

(2) 严重感染

抗感染无效,肢体感染已经危及生命;长期肢体感染引起广泛破坏、功能丧失,甚至可能诱发恶性肿瘤等。

(3) 肿瘤

肢体原发性恶性肿瘤未发现有远处转移者,一旦确诊应尽早截肢。

(4) 血液循环障碍

周围血管疾病导致的肢体缺血坏死,糖尿病性的血管病变导致足的血液循环障碍,糖尿病性的周围神经病变使足的神经营养和感觉障碍,最后导致足溃疡、感染和坏死。

(5) 神经损伤

神经损伤引起肢体出现神经营养性溃疡,继发感染或坏死,使肢体完全丧失功能。

(6) 肢体畸形

肢体发生明显畸形,功能很差,截肢以后可以安装假肢并可获得较好功能时,可考虑截肢。

3. 截肢的目的

截肢的目的是将已经失去生存能力、危害健康和没有生理功能的肢体截除,并且通过术后肢体康复、心理康复、残肢训练和安装假肢,使残肢发挥其应有的作用,重建已切除肢体的功能。

(二) 上肢截肢平面

上肢截肢根据截肢平面的不同,可以划分为肩胛带截肢、肩关节离断、上臂截肢、肘关节离断、前臂截肢、腕关节离断、腕掌关节离断、掌骨截肢和指骨截肢(图1-4)。

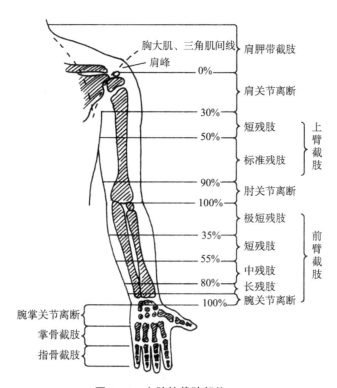

胸大肌、三角肌间线
肩峰
肩胛带截肢
0%
肩关节离断
30%
短残肢
50%
标准残肢
上臂截肢
90%
肘关节离断
100%
极短残肢
35%
短残肢
55%
中残肢
80%
长残肢
前臂截肢
100%
腕关节离断
腕掌关节离断
掌骨截肢
指骨截肢

图1-4 上肢的截肢部位

在满足截肢要求的前提下,尽可能保留上肢残肢长度。截肢平面越高,人体丧失的功能越多,残疾程度越高。截肢平面越低,人体丧失的功能越少,残疾程度越低。尽可能保留较长的残肢,最大限度地保留残肢功能将有利于与上肢假肢的结合,有利于对上肢假肢的操控。

1. 肩部截肢

肩部截肢包括肩胛带截肢、肩关节离断。肩部截肢应尽可能保留肱骨头,保留肱骨头可以保持肩关节的正常外形,还有利于配置假肢。

2. 上臂截肢

上臂截肢要尽量保留残肢的长度,因上臂假肢的功能取决于残肢的杠杆力臂长度、肌力和肩关节活动范围。较长残肢有利于对假肢的悬吊和控制。

3. 肘部截肢

如果可以保留肱骨远端,可行肘关节离断术。肱骨内外髁部的膨隆,有利于假肢的

7

配置及对假肢的操控。

4. 前臂截肢

尽可能地保留肢体的长度，残肢越长，杠杆功能越强，旋转功能保留得也越多（图1－5）。前臂远端呈椭圆形，这有利于假手旋转功能的发挥。残肢肌肉保留越多就越容易获得良好的肌电信号，对配置肌电控制假手非常有益。

5. 腕部截肢

经腕关节截肢或腕关节离断，因保留了前臂远端的下尺桡关节，保留了前臂全部的旋转功能。尽管只有50％的内旋和外旋运动被传递到假肢，但是这些运动对截肢患者发挥假手的功能非常重要。

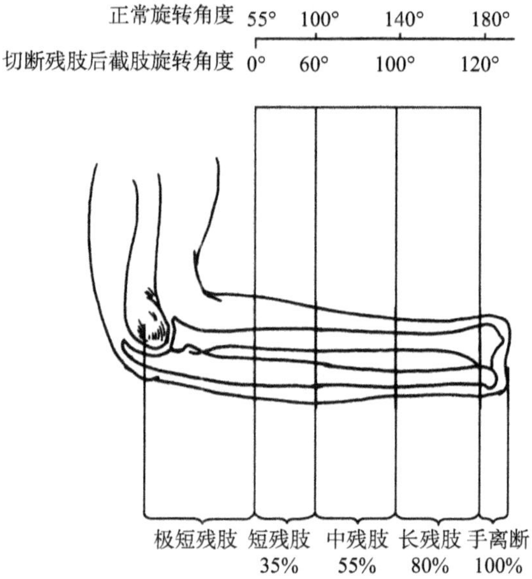

图1－5　前臂残肢长度与旋转角度

6. 腕掌关节离断

桡腕关节的屈曲伸展运动应该被保留，这些腕关节的运动可以被假手应用。

7. 手部截肢

指骨截肢要尽可能保留指骨的长度，尤其要想方设法保留拇指、示指、中指的长度，并且尽可能保存残指的感觉、握力和夹物的功能。掌骨截肢时，应尽可能保留残掌长度，有利于残端功能发挥。

截肢后的残肢，经过良好的皮肤愈合及软组织覆盖就可通过现代假肢装配技术和新型的假肢部件装配假肢，通过适应及训练，逐步使残肢与假肢良好结合实现重建肢体的运动功能。

二、上肢假肢概况

上肢假肢是指整体或部分替代人体上肢功能的人工假体。上肢假肢品种繁多，若仅从上肢假肢活动维度来看，上肢假肢有手部握紧松开的一自由度假肢；手部握紧松开和腕关节内旋外旋（腕关节屈曲伸展）的二自由度假肢；手部握紧松开、腕关节内旋外旋（腕关节屈曲伸展）与肘关节屈曲伸展的三自由度假肢；手部握紧松开、腕关节内旋外旋（腕关节屈曲伸展）、肘关节屈曲伸展和肩关节外展内收的四自由度假肢。比四自由度有更多活动维度的是七自由度上肢假肢，可做指屈、指伸、腕屈、腕伸、腕内旋、腕外旋、肘屈、肘伸、上臂屈、上臂伸、上臂外展、上臂内收、上臂前旋和上臂后旋十四个动作。

（一）上肢假肢分类

1. 按截肢部位分类

可分为假手指、假手、腕离断假肢、前臂假肢、肘离断假肢、上臂假肢、肩离断假肢。

2. 按动力源分类

根据动力源不同可将上肢假肢分为被动型上肢假肢、主动型上肢假肢和主动-被动混合型上肢假肢。

（1）被动型上肢假肢

指假手、腕关节、肘关节、肩关节等功能部件自身没有运动功能，即只能以健侧手改变其状态的上肢假肢。

（2）主动型上肢假肢

指假手、腕关节、肘关节、肩关节等功能部件以（电动、气动、液压）作动力源，或以自身体力作动力源使其运动的上肢假肢。

（3）主动-被动混合型上肢假肢

指多自由度上肢假肢中有的功能部件采用（电动、气动、液压）作动力源，或以自身体力作动力源，有的功能部件采用健侧手改变其状态的上肢假肢。

3. 按功能分类

上肢假肢按功能分装饰性上肢假肢、工具性上肢假肢和功能性上肢假肢三类。

（1）装饰性上肢假肢

该类假肢以恢复肢体外观为主，其自身无运动功能。

（2）工具性上肢假肢

该类假肢用于从事专业性劳动或日常生活，其功能好、坚固实用。

（3）功能性上肢假肢

该类假肢具有上肢的基本替代功能，性能较好的假手可完成多种手势运动。

4. 按控制方式分类

上肢假肢按控制方式可分非生物电控制、生物电控制和混合控制三类。

（1）非生物电控制类

非生物电控制主要有开关控制、牵引索控制、语音控制等。

（2）生物电控制类

生物电控制主要有肌电控制、脑机接口控制和神经接口控制等。

（3）混合控制类

混合控制主要有肌电和牵引索混合控制、肌电和开关混合控制、肌电和语音混合控制等。

（二）常用上肢假肢

常用上肢假肢主要有装饰、索控、电动、气动和液压等类型。

1. 装饰性上肢假肢

装饰性上肢假肢为没有自身运动功能的上肢假肢，是为了弥补上肢缺损造成的外观缺陷，以恢复外观为目的，根据截肢的部位及其外形制作和安装的上肢假肢。装饰性上肢假肢有很好的外观，但不具备运动功能。部分装饰性上肢假肢（图1-6），其中，（a）为假手指和假手套；（b）为腕离断假肢；（c）为前臂假肢；（d）为肘离断假肢；（e）为上臂假肢;(f) 为肩离断假肢。

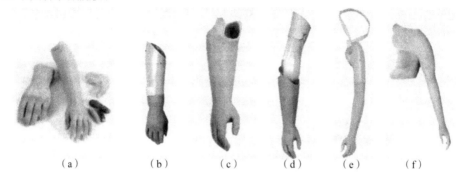

（a）　　　　（b）　　　　（c）　　　　（d）　　　　（e）　　　　（f）

图 1-6　部分装饰性上肢假肢

2. 索控式上肢假肢

索控式上肢假肢属于自身体力拖动的上肢假肢。常见索控式上肢假肢有两种：一种是适用于前臂截肢患者的单索控式上肢假肢，由残肢肘关节的活动索控假手拇指与四指的握紧松开，实现人手的基本握紧松开功能。另一种是适用于肘关节以上截肢患者的双索控式上肢假肢，通过上身体位的活动由二根牵引索分别控制拇指与四指握紧松开、肘关节的屈曲伸展。部分索控式上肢假肢（图 1-7），其中，(a) 为腕离断假肢；(b) 为前臂假肢；(c) 为肘离断假肢；(d) 为上臂假肢；(e) 为肩离断假肢。

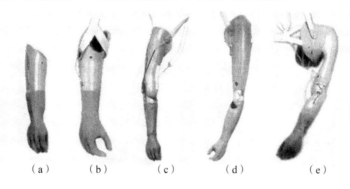

（a）　　　　（b）　　　　（c）　　　　（d）　　　　（e）

图 1-7　部分索控式上肢假肢

索控工具假手是一种为从事专业性劳动或日常生活专用动作需要而设计的专用假手，它能将生产工具或日常生活用具与前臂残肢结合，替代失去的手进行生产作业或日常生活活动。使用索控工具型假手的截肢患者，可根据实际需要通过工具连接器更换各种专用的生产工具和生活用具。索控工具假手（图 1-8）。

3. 电动式上肢假肢

电动式上肢假肢以可重复充电的镍镉或锂电池

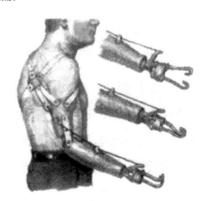

图 1-8　索控工具假手

为电源。电动式上肢假肢有肌电、开关、语音、脑机接口、神经接口和智能等控制方式。肌电、开关和语音控制方式的上肢假肢已产品化,智能控制方式的仿生手也已面世。脑机接口和神经接口控制方式的上肢假肢尚处不同研究与实验阶段。以下例举一些肌电控制方式的上肢假肢。

(1) 半掌一自由度肌电控制假肢

半掌一自由度肌电控制假肢由控制系统根据肌电变化控制其握紧松开运动。半掌一自由度肌电控制假肢的手部(图1-9)。

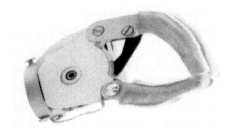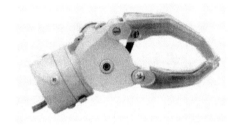

图1-9 半掌一自由度肌电控制假肢的手部　　**图1-10 前臂一自由度肌电控制假肢的手部**

(2) 前臂一自由度肌电控制假肢

前臂一自由度肌电控制假肢由控制系统根据肌电变化控制其握紧松开运动。前臂一自由度肌电控制假肢的手部(图1-10)。

(3) 前臂二自由度肌电控制假肢

前臂二自由度肌电控制假肢由肌电控制系统根据特定的肌电变化选择控制对象,若选择控制对象为手部,则根据肌电变化控制其握紧松开运动;若选择控制对象为腕部,则根据肌电变化控制其内旋外旋(屈曲伸展)。前臂二自由度肌电控制假肢的手部和腕部(图1-11),其中图(a)为旋腕式,图(b)为曲腕式。

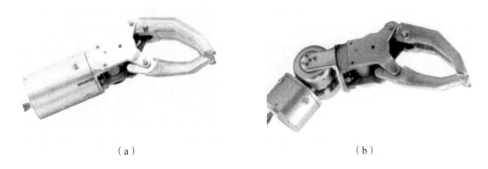

　　　　　　(a)　　　　　　　　　　　　　　　(b)

图1-11 前臂二自由度肌电控制假肢的手部和腕部

(4) 上臂二自由度肌电控制假肢

上臂二自由度肌电控制假肢由肌电控制系统根据特定的肌电变化选择控制对象,若选择控制对象为手部,则根据肌电变化控制其握紧松开运动;若选择控制对象为肘部,则根据肌电变化控制其屈曲伸展运动;腕部由健侧手旋转及锁定。上臂二自由度肌电控制假肢(图 1-12)。

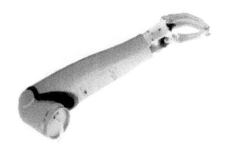

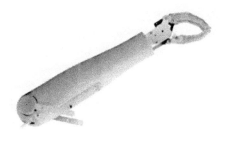

图 1-12　上臂二自由度肌电控制假肢　　　图 1-13　上臂三自由度肌电控制假肢

(5) 上臂三自由度肌电控制假肢

上臂三自由度肌电控制假肢由肌电控制系统根据特定的肌电变化选择控制对象,若选择控制对象为手部,则根据肌电变化控制其握紧松开运动;若选择控制对象为腕部,则根据肌电变化控制其内旋外旋运动;若选择控制对象为肘部,则根据肌电变化控制其屈曲伸展运动。上臂三自由度肌电控制假肢(图 1-13)。

(6) 全臂四自由度肌电控制假肢

针对肩关节离断截肢患者,需要将其对手部、腕关节、肘关节和肩关节仍有功能的神经通过(目标肌肉神经移植术)手术移植到胸部、背部肌肉下,重建肌电信息源。在大脑出现手部、腕部、肘部和肩部运动想象时,相应肌电信息源将出现肌电变化。控制系统将根据手部、腕部、肘部和肩部肌电信息源的肌电变化控制假手握紧松开运动、腕关节内旋外旋运动、肘关节屈曲伸展运动和肩关节内收外展运动。全臂四自由度肌电控制假肢(图 1-14)。

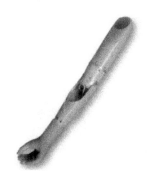

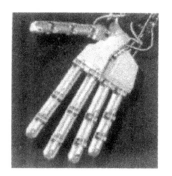

图 1-14　全臂四自由度肌电控制假肢　　　图 1-15　气动假手

4. 气动假手

气动假手是以压缩气体驱动的假手。截肢患者通过肘关节运动操作气阀,控制气动执行器使假手运动。这种假手比电动假手结构简单,执行机构可靠,作用力大。气动假手(图 1-15)。

5. 液压假手

液压假手是由集成在其手掌内的微型液压系统驱动的假手。肌电信号经处理产生控制信号，通过电液转换控制液压伺服阀拖动假手运动。液压假手(图1-16)。

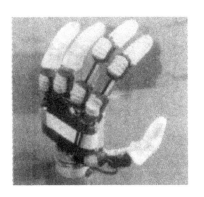

图1-16　液压假手

(三) 上肢假肢的新材料及新技术

1. 碳纤维及镁铝合金

碳纤维复合材料具有质量轻、强度高、抗疲劳、耐腐蚀和成型工艺性良好的特点；镁铝合金具有强度高、刚性强、质轻和尺寸稳定性好的特点，它们在假肢方面应用前景广阔。

2. 有机硅人体仿生材料

近年来有机硅人体仿生材料广泛应用在假肢中。因其具有弹性，并能释放硅油，在与残肢接触过程中可改善残肢的血液循环，减轻残肢的肿胀。因其表面光滑，与皮肤附着能力强，可减少与皮肤的相对移动，防止假肢脱落，增强对假肢的悬吊能力，还可对皮肤和皮肤瘢痕起到保护作用。

3. 人造肌肉

亚利桑那州州立大学的科学家设计出一种人造肌肉，人造肌肉构建的假肢与高端控制装置配合，可使人造肌肉假肢按照大脑运动想象完成肢体运动。

4. 电子皮肤

韩国大邱庆北科学技术学院的科学家研发出能够感知压力和温度的电子皮肤。电子皮肤使用氧化锌纳米线为感受器，感受器在探测到压力、温度后产生电信号。电子皮肤有助于研发更先进的假肢。

5. 植入式骨整合上肢假肢

植入式骨整合上肢假肢可在截肢手术的同时将由生物相容材料制成的中间植入体植入残肢的骨腔内，植入体内的一端与患者残端骨骼长成一体，另一端在体外与假肢连接。配置植入式骨整合上肢假肢的患者其软组织不承受力，舒适性好，运动范围也因没有接受腔限制而加大。植入式骨整合上肢假肢示意图(图1-17)。

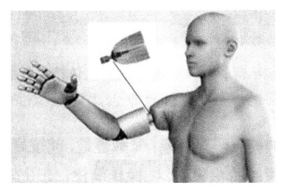

图1-17　植入式骨整合上肢假肢示意图

第二章 上肢假肢功能结构及控制方式

第一节 上肢假肢功能结构

人体上肢涵盖了肩关节、肘关节、腕关节和手四个运动功能部位,其中肩关节的基本运动为内收外展和屈曲伸展,肘关节的基本运动为屈曲伸展,腕关节的基本运动有内旋外旋或屈曲伸展,手的基本运动是握紧松开。肩、肘、腕和手的运动配合,使上肢有很大的活动度。上肢中的手非常灵巧,动作多、功能强,可以从事精细作业,并且有较强感觉功能。上肢假肢主要功能是替代缺损的上肢,替代其功能或部分功能。人体上肢的肩关节、肘关节、腕关节和手四个运动功能部位都有对应的上肢假肢功能结构。上肢假肢的主要功能结构有假手结构、腕关节结构、肘关节结构、肩关节结构等。

一、假手结构

(一)一自由度普通假手

一自由度普通假手有拇指、示指及中指三个手指[图 2-1(a)],其拇指可活动,示指与中指联体可活动[图 2-1(b)]。一自由度普通假手配仿真手套时,其无名指和小指属

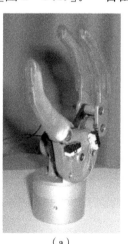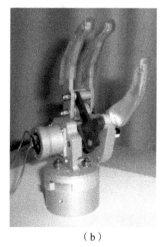

（a） （b）

图 2-1 一自由度普通假手

装饰手指。一自由度普通假手通过一个微型直流电机的正反转使假手实现握紧松开。一自由度普通假手通常采用由两套串联减速器组成的自动增力机构,当手指没有接触到物体时,只有第一套减速器工作,这时假手具有较高握速,当手指接触到物体时,第二套减速器串联进入传动机构,使得速比加大,握速减低,握力增大。一自由度普通假手的优点是技术成熟,使用和维护比较容易。

(二) 多自由度仿生手

国内外多家机构都在研发多自由度仿生手,国内研制的多自由度仿生手外形[图 2-2(a)],结构示意图[图 2-2(b)]。英国研制的 i-LIMB 多自由度仿生手外形图(图 2-3)。这两款多自由度仿生手有 5 根手指,每根手指有 2 个活动关节,每根手指都由单独微型直流电机拖动,为此各手指可独立运动。这两款多自由度仿生手,除 5 个微型直流电机对应 5 根手指具有的 5 个自由度外,拇指还可以由健侧手改变位置,再产生 1 个自由度,以适应对不同物体的获取。

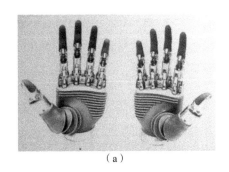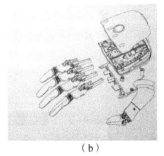

（a）　　　　　　　　　　　　（b）

图 2-2　国内研制的多自由度仿生手外形及结构示意图

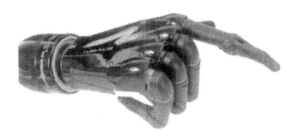

图 2-3　英国研制的 i-LIMB 多自由度仿生手外形图

二、腕关节结构

腕关节是假手与假手臂连接的部件,旋转式腕关节具有内旋外旋功能,屈曲伸展式腕关节具有屈曲伸展功能。腕关节有固定式腕关节、被动式腕关节、索控式腕关节和电动式腕关节四种。

（一）固定式腕关节

固定式腕关节只起连接假手和假手臂的作用，没有活动功能。这种腕关节常用于装饰性假肢。

（二）被动式腕关节

被动式腕关节有面摩擦旋腕式腕关节［图2-4(a)］、屈曲伸展式腕关节［图2-4(b)］和万向式腕关节［图2-4(c)］等。面摩擦旋腕式腕关节可使假手实现内旋外旋，屈曲伸展式腕关节可使假手屈曲伸展，万向式腕关节可使假手绕球心大范围转动。被动式腕关节由健侧手旋转及锁定。

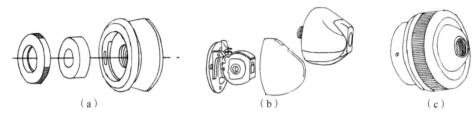

（a）　　　　　　　　　　　（b）　　　　　　　　　　　（c）

图2-4　三种被动式腕关节

（三）索控式腕关节

索控式腕关节与被动式腕关节的结构类似，区别在于其需要截肢患者通过自身体力拖动牵引索控制其运动。

（四）电动式腕关节

电动式腕关节有电动旋腕式腕关节与电动屈曲伸展式腕关节两种。电动式腕关节由微型直流电机拖动。

三、肘关节结构

肘关节主要的功能为调整假前臂与上臂或上臂假肢之间的角度。肘关节有被动式肘关节、索控式肘关节和电动式肘关节三种。

（一）被动式肘关节

对于前臂残肢较短、肘关节离断或者上臂残肢较长的截肢患者，为了使肘关节的位置接近于健侧肘节的位置，通常在接受腔两侧的支条上各安装一个单轴铰链作为肘关节（图2-5）。有些被动式肘关节带有锁定功能，可以用健侧手对其屈曲伸展和锁定。

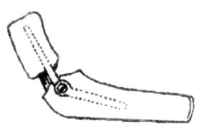

图2-5　铰链肘关节

(二) 索控式肘关节

索控式肘关节(图 2-6)。索控式肘关节需要截肢患者通过自身体力拖动牵引索控制其运动。

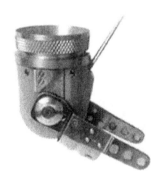
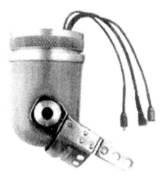

图 2-6　索控式肘关节　　　　图 2-7　电动式肘关节

(三) 电动式肘关节

电动式肘关节由微型直流电机经一套减速器减速后拖动假前臂相对于上臂或上臂假肢转动,把假手移动到需要的位置,电动式肘关节(图 2-7)。

四、肩关节结构

肩关节有被动式肩关节、索控式肩关节和电动式肩关节。

(一) 被动式肩关节

被动式肩关节有单独内收外展、单独屈曲伸展和既能内收外展又能屈曲伸展等种类。能做内收外展和屈曲伸展功能的肩关节,其前后方向和左右方向各有一个单轴铰链,以这两个铰链为轴可做前后方向的屈曲伸展和左右方向的内收外展运动[图 2-8(a)]。万向式肩关节具有宽广的活动空间[图 2-8(b)]。

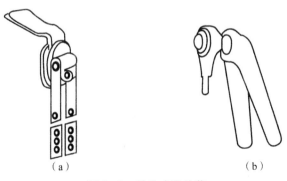

（a）　　　　　　　　　　　　（b）

图 2-8　被动式肩关节

17

（二）索控式肩关节

索控式肩关节结构与被动式肩关节结构类似，只是增加了索控机构。索控式肩关节需要截肢患者通过自身体力拖动牵引索控制其运动。

（三）电动式肩关节

电动式肩关节由微型直流电机经一套减速器减速后拖动上臂运动，与电动式肘关节配合，把假手移动到需要的位置。

五、接受腔

上肢假肢接受腔是臂筒中容纳残肢的腔体，它是人体上肢残肢部分与假肢连接的界面部件，在传递残肢与假肢间的作用力、悬吊和支配假肢方面有重要作用。根据假肢的结构，如果采用壳型假肢的话，接受腔一般采用双层结构，内层接受腔与患者残肢形状吻合，外层结构弥补肢体外形，连接假肢部件。几种上肢假肢接受腔（图2-9）。［图2-9(a)］为腕离断假肢接受腔。［图2-9(b)］为前臂假肢接受腔。［图2-9(c)］为上臂假肢接受腔（短残肢）。［图2-9(d)］为上臂假肢接受腔（中长残肢）。

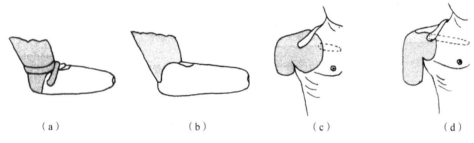

（a）　　　　　　　（b）　　　　　　　（c）　　　　　　　（d）

图2-9　几种上肢假肢接受腔

六、悬吊装置及牵引索

截肢患者在穿戴上肢假肢时面临假肢自重和所持物品所产生的向下拉力，为保持假肢与接受腔紧密关联，避免彼此之间出现相对活动，需要通过接受腔的结构或附加固定装置来实现假肢在残肢上的悬吊。

（一）上肢假肢悬吊

肘关节离断假肢、腕关节离断假肢、前臂假肢可以使用适当的骨性结构进行悬吊，如肱骨髁、尺骨茎突、桡骨茎突等，其他假肢需要采用背带、肩背带、上臂背带等悬吊装置。背带是一种穿戴于肩部、胸廓等处，用于上肢假肢悬吊，并能将上肢区域及躯干运动转换为绳索牵引力以控制假手运动、关节运动的带状装置。上肢假肢较常用的有8字形背带

（图 2-10）和 9 字形背带（图 2-11）。

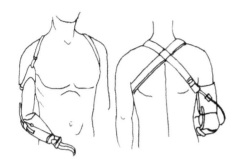 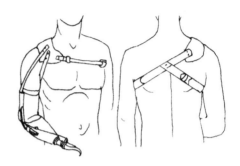

图 2-10　8 字形背带　　　　　　　　　　　图 2-11　9 字形背带

（二）牵引索

牵引索是一端与背带相连，另一端与假手、假肢关节相连的绳索。上肢和躯干的活动经背带及与其相连的牵引索转换成牵引力去拖动假肢运动。（图 2-12）为单牵引索控制假手夹紧松开的示意图。（图 2-13）为双牵引索控制假手夹紧松开及肘关节屈曲伸展的示意图。

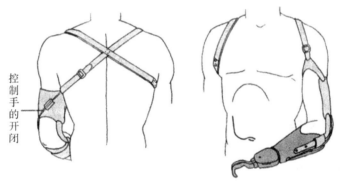

图 2-12　单牵引索控制假手示意图

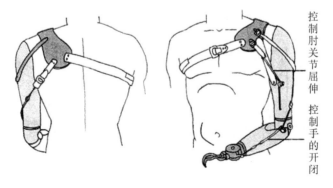

图 2-13　双牵引索控制假手及肘关节示意图

第二节　上肢假肢控制方式

上肢假肢的控制方式主要有非生物电控制、生物电控制及混合控制三类。非生物电控制类有开关、牵引索、语音等控制方式。生物电控制类有肌电、脑机接口、神经和智能等控制方式。混合控制类含非生物电、生物电等控制方式。目前,生物电控制类中的肌电控制方式是上肢假肢中的主流控制方式。

一、上肢假肢肌电控制方式

上肢假肢肌电控制的基本原理为:人的大脑出现上肢运动想象后,其产生的生物电经神经系统传导使上肢某一部位肌肉表面皮肤出现肌电变化,肌电传感器对肌电进行检测,上肢假肢中的控制器对肌电信号进行分析、判别及运算,产生与大脑上肢运动想象相对应的控制信号并传输至驱动器,驱动器根据控制信号产生电压驱动微型直流电机运行,微型直流电机输出的机械动力经传动机构拖动上肢假肢机构实现大脑中所想象的上肢运动。以下以假手为例对肌电阈值控制、肌电比例控制和肌电模式识别控制方式的特征作简单介绍。

(一)肌电阈值控制方式

假手采用肌电阈值控制方式的控制特征是肌电信号超过或达到握紧阈值时,假手握紧;肌电信号超过或达到松开阈值时,假手松开;肌电信号小于握紧阈值、小于松开阈值时,假手不运动。这种控制方式的假手,其运动速度和出力为常量。

(二)肌电比例控制方式

假手采用肌电比例控制方式的控制特征是运动速度、出力与肌电信号总体成比例,即肌电信号大,运动速度快、出力强;肌电信号小,运动速度慢、出力弱,肌电信号弱小到某一规定值时,假手停止运动。这种控制方式的假手,其运动速度和出力与肌电总体成比例关系。

(三)肌电模式识别控制方式

仿生手采用肌电模式识别控制方式的控制特征是由模式识别技术从肌电信号中分析、识别出多种手部姿势运动信息,运动信息经处理产生控制信号及相应驱动电压,驱动相关手指的微型直流电机拖动仿生手的手指实现多种姿势的运动。这种控制方式的仿生手,其手部运动有较好的仿生性。

二、上肢假肢其他控制方式

（一）开关控制方式

上肢假肢采用开关控制方式的控制特征是由微型开关控制拖动上肢假肢运动的微型直流电机的运行，实现对上肢假肢的运动控制。这种控制方式的上肢假肢，其运动速度、出力为常量。

（二）拉线开关控制方式

上肢假肢采用拉线开关控制方式的控制特征是由拉线开关控制拖动上肢假肢运动的微型直流电机的运行，实现对上肢假肢的运动控制。这种控制方式的上肢假肢，其运动速度、出力为常量。

（三）牵引索控制方式

上肢假肢采用牵引索控制方式的控制特征是通过人体某部位的活动导致牵引索张力发生变化来拖动上肢假肢运动。常见上肢假肢牵引索控制方式有两种：一种是适用于前臂截肢患者的单牵引索控制方式的上肢假肢，由残肢肘关节的活动改变牵引索张力控制假手拇指与四指的握紧松开。另一种是适用于肘关节以上截肢患者的双牵引索控制方式的上肢假肢，通过上身体位的活动改变控制手部牵引索张力或改变控制肘关节牵引索张力，控制拇指与四指握紧松开或肘关节的屈曲伸展。这种控制方式的上肢假肢，其运动速度、出力与上身体位的运动状态相关。

（四）多模式控制方式

上肢假肢采用多模式控制方式的控制特征是上肢假肢不同运动模式控制可通过拨码开关选择。在符合电极和开关配置条件下，多模式控制方式的上肢假肢有 6 种运动模式可供选择。

（五）语音控制方式

上肢假肢采用语音控制方式的控制特征是将截肢患者语音指令的数据与预先存储在语音处理器中的语音指令数据进行比对、评判，当两者一致程度达到规定值时，语音处理器将产生语音指令代码，语音指令代码经处理产生控制信号及相应驱动电压，驱动微型直流电机拖动上肢假肢实现语音指令指定的运动。

（六）混合控制方式

肌电、开关、拉线开关、牵引索和语音等控制方式可混合用于上肢假肢的控制。上肢假肢有多种混合控制方式，如肌电牵引索控制方式、肌电拉线开关控制方式和开关牵引索控制方式等。肌电牵引索混合控制上臂假肢(图2-14),其假手由肌电控制,腕关节的位置由健侧手旋转及锁定,肘关节由牵引索控制。

(七)脑机接口控制方式

上肢假肢脑机接口控制方式的控制特征是从截肢患者头皮表面检测脑电,脑电经信号处理至计算机,计算机对脑电数据进行特征提取、识别等处理产生与大脑上肢运动想象所对应的控制信号及相应驱动电压,驱动微型直流电机拖动上肢假肢运动。

(八)神经控制方式

神经控制方式的上肢假肢有两种:其一,肌电传感器对由目标肌肉神经移植术建立的神经接口肌电进行检测,控制系统对肌电信号进行处理产生控制信号及相应驱动电压,驱动微型直流电机拖动上肢假肢运动。其二,通过神经接口直接提取大脑运动神经元经神经系统传递的生物

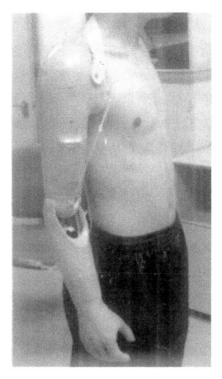

图2-14 肌电牵引索混合控制上臂假肢

电,控制系统对生物电信号进行处理产生控制信号及相应驱动电压,驱动微型直流电机拖动上肢假肢运动。

(九)智能控制方式

智能控制方式的上肢假肢,其采用智能技术对肌电信号进行分析、处理,并对肌电信号的新变化进行自学习及自适应,根据智能处理的结果产生控制信号及相应驱动电压,驱动微型直流电机拖动上肢假肢实现精准、协调、多姿势的上肢假肢运动。

第三章　神经与肌肉的电性质

第一节　生物电产生的机制

　　17 世纪中叶，Francesco Redi 发现了电鱼的电能来源于一块高度特化的肌肉。1791 年意大利的 Galvani 通过一系列蛙类肌肉收缩研究，证明蛙类肌肉收缩与电有密切的关系。1849 年，Du Bois-Reymond 检测到人体肌肉收缩时伴有电活动，他将人体运动与肌肉的电活动联系在一起。1902 年，Bernstein 根据当时电化学的理论成果提出了经典的膜学说，解释了当时电测量仪器得到的生物电现象。Bernstein 认为：细胞表面膜的两侧带电离子的不同分布和运动是产生生物电的基础。细胞内外钾离子的不平衡分布和安静状态下细胞膜主要对 K^+ 具有通透性，可能是使细胞能保持内负外正极化状态的基础。20 世纪 40~50 年代，Hodgkin 和 Huxley 等开始利用电生理技术对枪乌贼的巨大神经轴突进行了一系列有意义的实验，证实了经典膜学说关于静息电位产生机制的假设，并对动作电位的产生作了新的解释和论证。通过这一时期的研究，对于可兴奋细胞静息电位和动作电位的最一般原理已得到阐明，即细胞生物电现象的各种表现，主要是由于某些带电离子在细胞膜两侧的不均衡分布，以及膜在不同情况下对这些离子的通透性发生改变所造成。

　　生物电的实质是由某些特定的电化学活动而产生出的离子电位。细胞不论是安静，还是活动时都具有生物电现象，临床上广泛应用心电图、肌电图、脑电图等记录心脏、肌肉、大脑皮质等器官活动时的生物电变化。以下讨论细胞在安静和活动时的生物电状况。

一、静息电位和 K^+ 平衡电位

　　细胞在未受刺激时，细胞膜两侧的电位差为静息电位。静息电位表现为膜内较膜外为负，如果规定膜外的电位为 0 V，哺乳动物的神经细胞膜内电位一般为 -70 mV。对于正常细胞，只要细胞未受到外来刺激，静息电位就稳定在一个相对恒定的水平(图 3-1)。这种在静息状态下细胞膜两侧所保持的内负外正的状态称为膜的极化。

　　正常细胞内的 K^+ 浓度超过细胞外 K^+ 很多，而细胞外 Na^+ 浓度超过细胞内 Na^+ 浓度很多，在这种情况下，K^+ 有一个向膜外扩散的趋势，而 Na^+ 有一个向膜内扩散趋势。假定膜在安静状态下只对 K^+ 有通透的可能，那么只能有 K^+ 移出膜外，这时又由于膜内

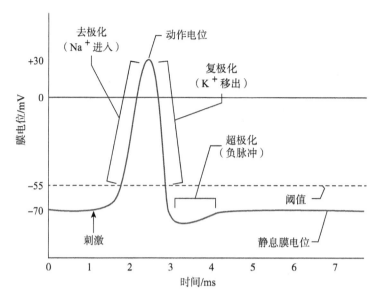

图 3-1 细胞静息电位与动作电位的时程曲线

带负电荷的蛋白质大分子不能随之移出细胞,于是随着 K$^+$ 移出,出现膜内变负而膜外变得较正的状态。K$^+$ 的这种外向扩散并不能无限制地进行,这是因为移到膜外的 K$^+$ 所造成的外正内负的电场力,将对 K$^+$ 的继续外移起阻碍作用,而且 K$^+$ 移出愈多,这种阻碍也会愈大。当促使 K$^+$ 外移的膜两侧 K$^+$ 浓度势能差同已移出 K$^+$ 造成的阻碍 K$^+$ 外移的电势能差相等,将不会再有 K$^+$ 的跨膜净移动,此时膜两侧内负外正的状态将稳定在某一数值,而形成 K$^+$ 平衡电位 E_K。E_K 的数值可由能斯特 Nernst 公式算出,即

$$E_K = \frac{RT}{nF} \cdot \ln \frac{[K]_o}{[K]_i} \tag{3-1}$$

式中:E_K ——K$^+$ 平衡电位;

$\quad R$ ——通用气体常数;

$\quad n$ ——离子价;

$\quad F$ ——法拉第常数;

$\quad T$ ——绝对温度;

$\quad [K]_i$、$[K]_o$ 分别为膜内与膜外的 K$^+$ 浓度。

通常情况下,K$^+$ 平衡电位与静息电位相当接近。

二、动作电位和 Na$^+$ 平衡电位

当细胞受到刺激而发生兴奋时,细胞膜在静息电位的基础上发生一次迅速倒转和恢复的脉冲形电位波动,这称为动作电位(图 3-1),当细胞在安静状况下受到一次大于阈值刺激时,膜内的负电位迅速减小以致消失,进而变成正电位,即膜内电位在短时间内可由原来的 −70 mV 变为 +30 mV,构成了动作电位变化曲线的上升支,称为去极化。动

作电位上升支中零位线以上的部分(＋30 mV)称为超射值。由刺激所引起的这种膜内外电位的倒转只是暂时的,很快就出现膜内电位由正值的减小到膜内出现刺激前原有的负电位状态,这就构成了动作电位的下降支,称复极化。动作电位下降到静息电位后继续下降形成负脉冲,称超极化。动作电位经超极化后又恢复到静息电位。细胞膜电位极性的倒转时间约为 1 ms 。动作电位的产生过程常称为兴奋。

　　动作电位的变化与膜对离子的通透性相关。在静息状态时,细胞膜外 Na^+ 浓度远大于膜内,Na^+ 有向膜内扩散的趋势,静息时膜内存在着相当数值的负电位,这种电场力也吸引 Na^+ 向膜内移动。但是,由于静息状态时膜上的钠通道多数处于关闭状态,细胞膜对 Na^+ 相对不通透。因此,Na^+ 不能大量内流。当细胞受到一个阈上刺激时,电压门控式钠通道快速开放,此时细胞膜对 Na^+ 的通透性突然增大,并且超过了膜对 K^+ 的通透性,Na^+ 迅速大量内流,结果使细胞内负电位迅速消失。由于膜外高 Na^+ 所形成的浓度势能,使得 Na^+ 在膜内负电位减小到零电位时仍可继续内移,进而出现正电位,直到细胞膜内正电位增大到足以阻止由浓度差所引起的 Na^+ 内流时为止,这时细胞膜两侧的电位差称为 Na^+ 平衡电位,构成了动作电位的上升支。Na^+ 平衡电位的数值,也可根据能斯特公式算出。但是,膜内电位并不停留在正电位状态,而是很快出现动作电位的复极化,这是因为 Na^+ 通道开放的时间很短,从而使膜对 Na^+ 的通透性变小。与此同时,电压门控式 K^+ 通道开放,于是膜内 K^+ 在浓度差和电位差的推动下又向膜外扩散,使细胞膜内电位由正值又向负值发展,直至恢复到静息时的电位水平。

三、动作电位在同一细胞上的传导

　　动作电位在神经细胞(或神经纤维)或其他可兴奋细胞产生后,不会仅仅局限在受刺激部位,而是相继引起邻近部位也发生动作电位,并沿细胞膜传遍整个神经细胞(或神经纤维)或可兴奋细胞。神经纤维外面无髓鞘的为无髓神经纤维,有髓鞘的为有髓神经纤维。动作电位在无髓神经纤维与有髓神经纤维的传导的方式及速度有所不同,以下分别作简要说明。

　　[图 3-2(a)]为无髓神经纤维的某一小段,因受到一个阈上刺激,在它的一个部位出现动作电位,也就是说,该处出现了膜两侧电位的暂时性倒转,由静息时的内负外正变为内正外负,但与之相邻段仍处于静息时的极化状态,即内负外正。由于膜两侧的溶液都是导电的,于是在已兴奋段和与它相邻的未兴奋段之间,将由于电位差的存在而有电荷移动,形成了局部电流。局部电流的流动方向是:膜外有正电荷从未兴奋段流向兴奋段,膜内有正电荷从兴奋段流向未兴奋段。这样的电流流动对未兴奋段形成刺激而使该段的膜去极化,当这样的电流足够强,使该段膜去极化达到阈值后,Na^+ 通道大量开放,Na^+ 迅速大量内流而导致动作电位的出现,使邻近的未兴奋段变为兴奋段。而此后产生动作电位的部位与其邻接膜之间又形成局部电流,再产生动作电位,形成动作电位以连续渐进方式在整个无髓神经纤维上向前传导。

　　[图 3-2(b)]为有髓神经纤维的某一小段,因为有髓纤维的外面包裹着一层由脂质组成的髓鞘,而脂质不导电,不允许带电离子通过。因此,只有在髓鞘中断的郎飞氏结

处,才能和细胞外液接触,使跨膜离子移动得以进行。这样当有髓纤维受到外来刺激时,动作电位只能在邻近刺激点的郎飞氏结处产生,而局部电流也只能在相邻的郎飞氏结之间形成,这一局部电流对邻近的郎飞氏结起着刺激作用,当这样的电流足够强时,就引起未兴奋的郎飞氏结产生动作电位,然后又以同样方式使下一个郎飞氏结兴奋,这样,兴奋就以跳跃的方式,从一个郎飞氏结传至下一个郎飞氏结而不断地在整个有髓神经纤维上向前传导。因此,跳跃的方式传导速度比无髓神经纤维传导速度有极大的提高。兴奋在神经纤维上的传导,称之为神经冲动。

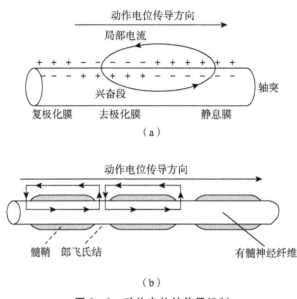

图3-2 动作电位的传导机制

四、动作电位的基本特征和功能

(一)"全或无"式脉冲反应

当刺激强度小于阈值时不产生动作电位(无),只有当刺激强度达到阈值以及超过阈值时,触发动作电位,并快速达到固定的最大值(全),然后再恢复到静息膜电位水平。

(二)不衰减传导

当神经元细胞膜某处触发动作电位时,则使该处的膜电位迅速地变为内正外负,此时该处膜电位便可以相当于电源,对仍处于静息膜电位的相邻部位产生刺激,且其强度明显超过阀值,这样,便可诱发相邻部位产生动作电位,由于动作电位具有全或无反应,所以可以不衰减地远距离传导。

（三）主要生理功能

动作电位主要生理功能为快速而长距离传导的电信号，调控神经递质的释放、肌肉的收缩等。

第二节　神经系统基本概念

神经系统是由脑和脊髓以及与它们相连并遍布全身各处的周围神经组成。神经系统不仅是人体运动的指挥调节机构，还直接或间接地指挥和调节呼吸、循环、消化、内分泌、排泄等其他器官及系统的活动。通过它的调节作用，人们可以对各种环境的变化产生适应，使机体内部各个系统与外界环境保持相对平衡，从而使人的生命活动得以正常进行。神经系统的功能概括起来有三个方面：一是协调功能，使机体内部各个系统成为一个对立统一的整体；二是适应功能，使机体内部各个系统与外界环境保持相对平衡；三是思维和意识活动。

一、神经系统的基本结构

神经系统由中枢神经系统和周围神经系统组成。中枢神经系统包括脑和与其相连的脊髓。周围神经系统由脑神经和脊髓神经组成，脑神经（12 对）和脊髓神经（31 对）两侧对称地向周围分布到组织器官，其功能是由周围向中枢或由中枢向周围传递神经冲动。按照所支配的对象不同，周围神经系统又分为躯体神经及内脏神经。躯体神经支配皮和骨骼肌的感觉和运动。内脏神经支配内脏的平滑肌、心肌和腺体的感觉和运动。内脏神经的运动（传出）神经又称植物神经，植物神经根据功能的不同分为交感神经和副交感神经两种。人体神经系统结构（图 3-3）。人体神经系统的区分（图 3-4）。

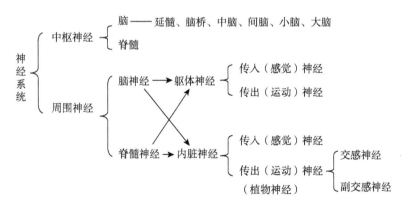

图 3-3　人体神经系统结构

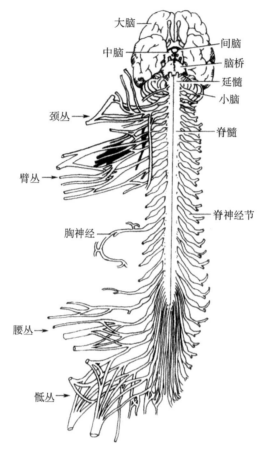

图 3-4 人体神经系统的区分

二、神经元

神经系统内主要含有神经细胞和神经胶质细胞两类细胞。神经细胞也称神经元,是神经系统信息处理和信息传递的基本功能单位,具有接收、整合、传递、储存和输出信号的功能。神经胶质细胞是神经系统中广泛存在的细胞,主要起支持、隔离和滋养神经细胞的作用,不具有信息处理与信息传递的功能。

(一) 神经元的结构

在神经系统的不同区域,神经元类型各有所异,各种神经元的形态、体积也各不相同,但神经元在结构上却是大体相近的(图 3-5)。神经元的基本构成包括胞体及自胞体发出的两种突起,即树突和轴突。胞体是细胞营养、代谢中心,由一个细胞核和核周围的原生质组成。轴突是发自胞体的纤维管状突起,轴突一般不分支,但在轴突末端分支较多,这些分支形成轴突终末。髓鞘之间的无髓鞘部分称为郎飞氏结,根据先前讨论,郎飞氏结能够极大地提高轴突传导电信号的速度。轴突的主要功能是将电信号自胞体沿轴突方向传递到轴突终末。自胞体发出的树枝状突起称为树突。与轴突相比,树突粗而且有多重分支,一般情况下一个神经元只有一个轴突,但可以有多个树突。树突的主要作用是将从其他神经元接收到的信息传递到胞体。几乎所有神经元都可以分为四个功能区(图 3-6)。

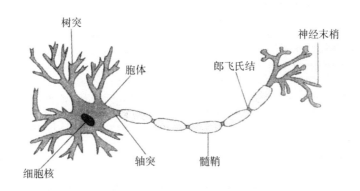

图 3-5　典型神经元结构图

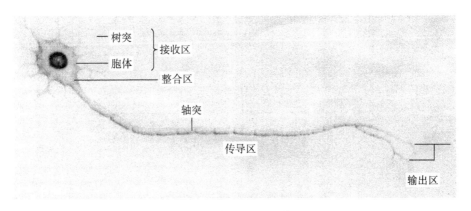

图 3-6　神经元的四个功能区

(图 3-6)中的接收区接收前神经元信号,整合区对来自前神经元的信号进行汇总处理,轴突传导区将整合区传来的电信号依次跳跃郎飞氏结快速传到轴突末梢的输出区,输出区将信号传给后神经元。

(二) 神经元的分类

神经元的分类有多种方法,其中较为常见的是按功能进行分类。

1. 感觉神经元

感觉神经元也称为传入神经元,它的主要作用是将来自感觉器官的信息传到中枢神经系统。

2. 运动神经元

运动神经元主要作用是将中枢神经系统的信息传递到肌肉等,它也称传出神经元。

3. 中间神经元

中间神经元主要作用是在不同神经元之间传递信息,它也被称为联络神经元。

(三) 神经冲动的传导

1. 突触

突触是一个神经元与另一个神经元传递信号的连接点。一般来说,突触可以分为突触前膜、突触后膜和介于其间的突触间隙三部分。按照突触传递信号机制的不同,可以分为化学突触和电突触(图3-7)。

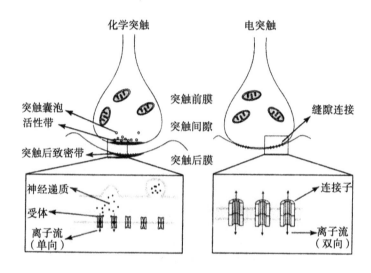

图 3-7　化学突触与电突触

2. 化学突触

化学突触既可以是神经元与神经元之间的连接,也可以是神经元与其他细胞的连接。化学突触间隙大约为 20 nm,在突触间隙内充满细胞外液和胞外蛋白基质,其作用是使突触前膜和突触后膜紧密连接。突触前膜接触部位具有大量的突触囊泡,这些突触囊泡是神经递质的储存场所,当动作电位传到突触前膜时,突触囊泡便贴附于突触前膜并与前膜融合,通过胞吐作用释放神经递质。神经递质作用于突触后膜的离子型受体,导致突触后膜上离子通道出现变化,在突触后膜产生一个短暂的电位变化。化学突触传递信号时,先将突触前膜的电信号转化为化学信号,化学信号在突触后膜再转换成电信号。化学突触信号传递约有 0.5~2 ms 时间的延迟,而且为单方向传递。

3. 电突触

电突触是相邻两个神经元的电特性连接。两个神经元通过 6 个连接蛋白组装成的连接子前后连接,构成一个缝隙连接,从而形成电突触。突触前膜和突触后膜缝隙宽度大概是 3 nm。连接子的中间管道允许带电离子自由通过,使得信息可以快速地从一个神经元传递到另外一个神经元。电突触的信息传递具有双向性。电突触常见于无脊椎低等动物。

(四) 神经元之间信号传递

神经系统行使功能依赖于神经元之间的信号传递。神经元之间信号传递(图3-8)。突触前神经元向突触后神经元释放化学信号,即神经递质,神经递质引起突触后神经元产生突触电位,突触电位在轴突起始段积累,达到阈值引发动作电位,动作电位沿轴突向下传递至轴突末端,引发神经递质的释放,将信号传递给突触后的神经元。

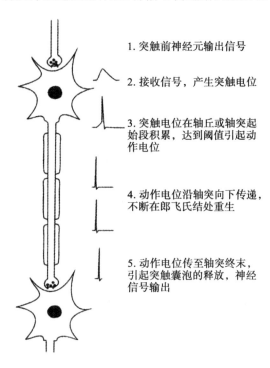

1. 突触前神经元输出信号

2. 接收信号,产生突触电位

3. 突触电位在轴丘或轴突起始段积累,达到阈值引起动作电位

4. 动作电位沿轴突向下传递,不断在郎飞氏结处重生

5. 动作电位传至轴突终末,引起突触囊泡的释放,神经信号输出

图3-8 神经元之间信号传递的一般过程

三、大脑及其运动皮质

(一) 脑

人脑是人身上最重要的器官,其包括延髓、脑桥、中脑、间脑、小脑和大脑几个部分,其中大脑由左、右两个大脑半球构成,左、右两个大脑半球通过胼胝体相连接。大脑表面有许多沟,沿沟分为额叶、顶叶、枕叶和颞叶。延髓、脑桥和中脑总称为脑干。

大脑大约有140亿个神经细胞。大脑表层由聚集神经细胞的灰色的大脑皮质(灰质)覆盖,其内侧有聚集神经纤维的白色的大脑髓质(白质)。

神经细胞即前述的神经元,它有胞体、树突和轴突,一个轴突可有许多突触,即一个神经元可与许多其他神经元相连,大脑中的$10^{10} \sim 10^{12}$个神经元彼此相连构成极其庞大、极其复杂、功能极其强大的神经网络。大脑通过这个网络中各部分的协同工作对外部世界进行感知,实施对行为的控制。

(二) 运动皮质

大脑表面不同的区域拥有不同的功能。大脑表面根据功能可分成五个联合皮质,它们是额叶皮质、颞叶皮质、顶叶皮质、运动皮质、枕叶皮质(图3-9)。所谓联合皮质,即为了发挥各自功能而统一处理信息的松散联合体。

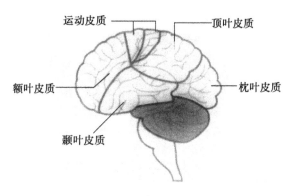

图3-9 五个联合皮质

额叶皮质对其他联合皮质传送来的信息进行思考、判断、规划、决策、学习、推论、创造等高级思想活动。顶叶皮质具有分析感觉信息、识别空间的功能。颞叶皮质掌控形状识别。枕叶皮质认知、判断视觉信息。

运动皮质中近额叶皮质为运动皮质联合区,其规划运动的开始及顺序。运动皮质中近顶叶皮质为运动皮质运动区,其发出运动指令支配全身的肌肉运动。加拿大医生潘菲尔德发现,电刺激中央前回区域时,身体多个部位就会微微颤动,根据其所受刺激部位不同,身体颤动的部位各不相同,产生了大脑运动皮质运动区中身体各部位肌肉代表区分布示意图(图3-10)。

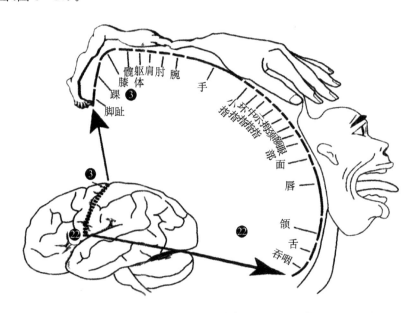

图3-10 大脑运动皮质运动区中身体各部位肌肉代表区分布示意图

大脑运动皮质运动区的内侧近中线部位是下肢代表区,向外侧依次为躯干、前臂、手指,最外侧靠近外侧沟处为面部和舌代表区。而头面部代表区在皮质的安排为正立。身体某一代表区大小与肌肉、运动复杂和精细程度有关,运动越复杂、越精细,相应运动区的面积越大,如手指和面部的代表区比其他部位的代表区要大得多。身体活动来自肌肉活动,显然(图3-10)也表示出了大脑运动皮质运动区与各身体活动代表区肌肉所存在的对应关系。(此后在本书中出现"大脑运动皮质"系指大脑运动皮质的运动区)

大脑有感觉、运动、调节和高级功能。感觉功能体现在对传入到脑的各种外界刺激的处理。运动功能体现在由脑和脊髓传出指令至肌肉及内脏,使机体运动。调节功能体现在人对各种环境的变化的适应及机体内部各个系统与外界环境的相对平衡。高级功能包括认知、注意、学习、记忆、语言和思维等。

四、脊髓

脊髓由灰质、白质和中央管等构成,灰质在脊髓横断面中央区呈蝴蝶形,主要由神经元胞体组成;白质位于灰质周围,主要由上行神经纤维束、下行神经纤维束和固有束等组成。脊髓横切面的灰质和白质分布(图3-11)。

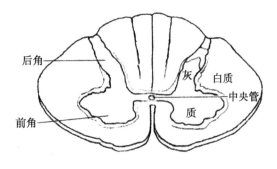

图3-11　脊髓横切面的灰质和白质分布

脊髓灰质向前伸出为前角,向后伸出为后角,在脊髓的有些部位还有侧角。前角主要由运动神经元组成,前角的运动神经元可分为α运动神经元和γ运动神经元。α运动神经元轴突末梢分布于骨骼肌的梭外肌纤维,出现冲动时可引起梭外肌收缩,产生肌肉运动。γ运动神经元轴突末梢分布于骨骼肌的梭内肌纤维,支配梭内肌运动,对调节肌张力起重要作用。运动神经元的轴突组成前根。后角主要由中间神经元组成,接受后根的感觉传入纤维。后角神经元分有多群,其中后角固有核接受后根传入纤维,参与痛觉、温度觉和触觉的传导。

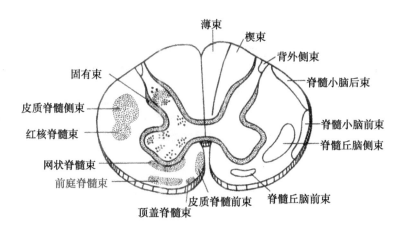

图3-12　脊髓白质内的传导束

脊髓白质主要由上行(感觉)纤维束和下行(运动)纤维束及固有束组成(图3-12)。上行纤维束主要有薄束、楔束、背外侧束、脊髓小脑后束、脊髓小脑前束、脊髓丘脑侧束和脊髓丘脑前束。上行纤维束起自脊神经节的细胞或脊髓灰质,将各种感觉信号(如躯干、四肢的肌、肌腱、关节和皮肤等)从脊髓传到大脑。下行纤维束起自脑的不同部位,止于脊髓。下行纤维束主要有皮质脊髓侧束、红核脊髓束、网状脊髓束、前庭脊髓束、顶盖脊髓束和皮质脊髓前束,其中的皮质脊髓侧束的主要功能是控制四肢远端的肌肉运动,皮质脊髓前束的主要功能是控制四肢近端的肌肉运动。

与脊髓相连的周围神经为脊神经,每对脊神经由前根、后根连于一个脊髓节段(图3-13)。前根为运动神经纤维,后根为感觉神经纤维。前根与后根在椎间孔处合成脊神经。

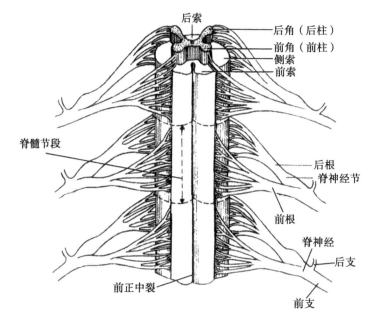

图 3-13 脊髓节段与脊神经根结构示意图

脊髓的主要功能是传导和反射。传导功能主要是通过上行和下行纤维束把各种感觉传向大脑及将大脑的指令传到肌肉及内脏。反射功能主要有牵张反射、屈肌反射和内脏反射等。

五、周围神经

周围神经包括脑神经、脊神经。脑神经是与脑相连的周围神经,共12对,它们是嗅神经、视神经、动眼神经、滑车神经、三叉神经、展神经、面神经、前庭蜗神经、舌咽神经、迷走神经、副神经、舌下神经。脊神经共31对,包括颈神经8对、胸神经12对、腰神经5对,骶神经5对,尾神经1对。每对脊神经借前根和后根与脊髓相连。前根属于运动性,由脊髓前角的运动神经元和侧角内的交感神经元轴突构成;后根属于感觉性,由感觉神经纤维构成。前根与后根在椎间孔处合成脊神经。

周围神经按在各器官、系统中的不同分布对象可分为躯体神经和内脏神经两部分。

躯体神经分布于体表、骨、关节和骨骼肌;内脏神经分布于内脏、心血管、平滑肌和腺体。

躯体神经和内脏神经均由感觉神经纤维和运动神经纤维组成;内脏神经中的运动神经又分交感神经和副交感神经两部分。

六、神经系统对躯体运动的调控

神经系统对躯体运动的调节主要涉及脊髓、脑干、基底神经节、小脑和大脑皮质等方面。脊髓对躯体运动的调节是通过脊髓反射来实现的,脊髓反射维持姿势和身体平衡。脑干对运动的调节主要体现在对肌紧张和姿势调节。基底神经节对正在进行的有目的的运动,特别是一些缓慢、与姿势及支撑有关的随意运动进行监视和调节,抑制不需要的运动和肌紧张;参与运动的设计和程序编制等。小脑的主要功能是维持躯体平衡,调节肌紧张和协调随意运动。其中,前庭小脑主要参与身体平衡功能的调节和正常姿势的维持;脊髓小脑主要调节肌紧张和随意运动;皮层小脑主要参与复杂运动计划的形成和运动程序的编制,以及对每一个连续的运动定时。大脑皮质发动由意识控制的运动,即随意运动,并控制和调整全身运动。

第三节　大脑运动想象与上肢肌电活动

上肢截肢的患者大脑接受周围信息后,枕叶皮质对信息进行处理经神经网络传至额叶皮质,额叶皮质对传送来的信息进行思考、判断、决策,若需要做某种上肢运动时,大脑额叶皮质将对缺失肢体产生运动想象,通过神经网络与脑中和运动相关的皮质及区域协同运作,使大脑运动皮质与缺失肢体运动相关的神经元出现冲动,运动神经冲动传导至脊髓前角 α 运动神经元,α 运动神经元冲动通过神经肌肉接头使尚存的与缺失肢体运动相关的肌纤维产生兴奋,并出现肌电变化。这种肌电变化是假肢肌电控制的重要依据。

一、上肢肌肉

附着于骨骼的肌肉为骨骼肌,人体约有骨骼肌 600 多块,四肢肌占全身骨骼肌总重量的 80%,上肢肌占四肢肌总重量的 30%。骨骼肌受躯体神经支配,可通过人的意识控制,属随意肌。骨骼肌为人体运动提供动力。

(一)上肢肌肉的基本构造

上肢肌肉由中间的肌腹和两端的肌腱构成,形状呈梭形(图 3-14)。肌腹主要由许多肌纤维、膜等构成,有收缩和舒张的功能。肌腱由致密结缔组织构成,无收缩能力,主要起附着和传递力的作用。

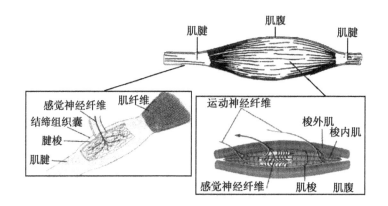

图 3-14　上肢肌肉的基本构造

　　每块肌肉都是一个器官,其除了由肌纤维和膜构成外,还含有丰富的血管和神经,保证了肌肉内充分的血供和新陈代谢。肌腹内的运动神经末梢,将来自中枢神经系统的神经冲动传递至肌肉,支配肌肉活动;肌梭和腱梭的感觉神经末梢分别感受肌纤维的牵拉张力变化的刺激,并将冲动传递至中枢神经系统,产生本体感觉。

　　每一个关节根据关节运动轴配备有若干组作用完全相反的肌,这些在作用上互相对抗的肌称为拮抗肌。关节在进行某一种运动时,通常是由几块拮抗肌和协同肌在神经系统的统一调节下,彼此协调,配合完成各种动作(图 3-15)。

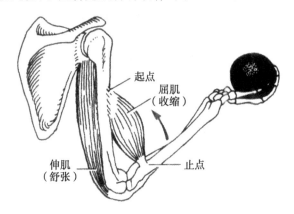

图 3-15　关节处的屈肌与伸肌的作用

(二) 上肢肌分布

上肢肌包括肩肌、臂肌、前臂肌和手肌。

1. 肩肌

肩肌分布于肩关节周围,主要有三角肌、冈上肌、冈下肌、小圆肌和大圆肌(图 3-16)。

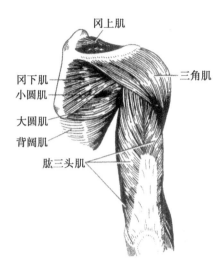

图 3 - 16　肩肌和臂肌后群

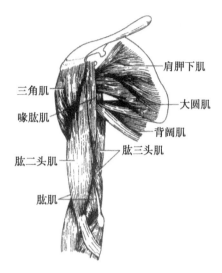

图 3 - 17　肩肌和臂肌前群

2. 臂肌

臂肌分前群的屈肌和后群的伸肌(图 3 - 16,图 3 - 17)。前群有肱二头肌、喙肱肌和肱肌。后群有肱三头肌。

3. 前臂肌

前臂肌位于尺、桡骨的周围,分前(屈肌)、后(伸肌)两群。前群位于前臂的前面和内侧。前群:肱桡肌、旋前圆肌、桡侧腕屈肌、掌长肌、尺侧腕屈肌、指浅屈肌、拇长屈肌、指深屈肌和旋前方肌(图 3 - 18,图 3 - 19)。

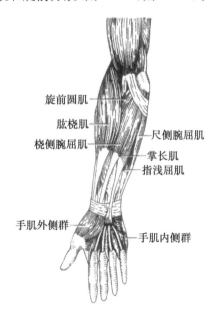

图 3 - 18　前臂肌前群和手肌(浅层)

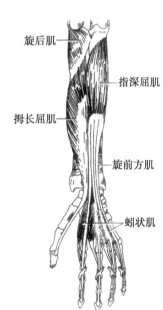

图 3 - 19　前臂肌前群和手肌(深层)

后群位于前臂后面。浅层:桡侧腕长伸肌、桡侧腕短伸肌、指伸肌、小指伸肌和尺侧腕伸肌。深层:旋后肌、拇长展肌、拇短伸肌、拇长伸肌和示指伸肌(图 3-20,图 3-21)。

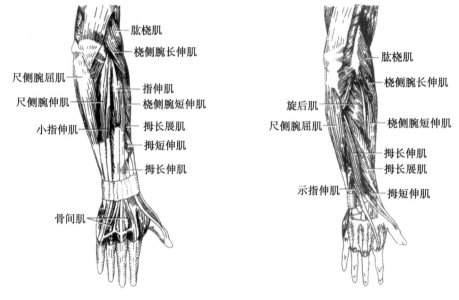

图 3-20　前臂肌后群(浅层)　　　　　图 3-21　前臂肌后群(深层)

4. 手肌

手肌主要集中在手的掌侧面,可分为外侧、内侧和中间三个群。外侧群有拇收肌、拇对掌肌、拇短屈肌和拇短展肌(图 3-22)。内侧群有小指展肌、小指短屈肌和小指对掌肌(图 3-23)。中间群见蚓状肌(图 3-19)和骨间肌(图 3-20)。

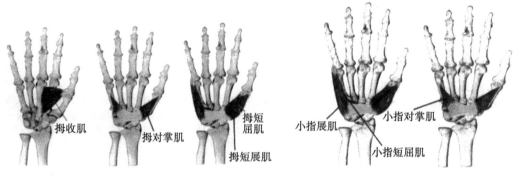

图 3-22　手肌外侧群　　　　　　　　图 3-23　手肌内侧群

二、上肢神经

人类的胸神经前支节段性比较明显,其余的前支分别交织成丛,形成颈丛、臂丛、腰丛和骶丛,再由丛再分支分布于相应的区域。上肢的神经来自臂丛。

（一）臂丛

臂丛由第 5 至 8 颈神经前支和第 1 胸神经前支吻合而成。臂丛位于锁骨上窝，分布于上肢的肌肉和皮肤。臂丛中的主要神经为肌皮神经、正中神经、尺神经、桡神经和腋神经。右臂丛的组成及主要分支（图 3-24）。

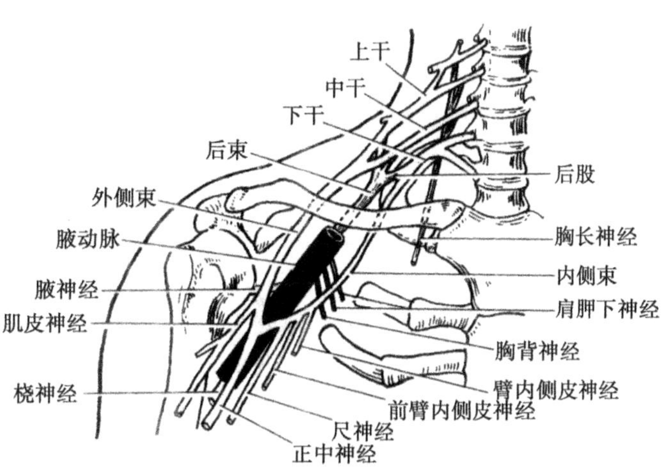

（二）上肢主要神经

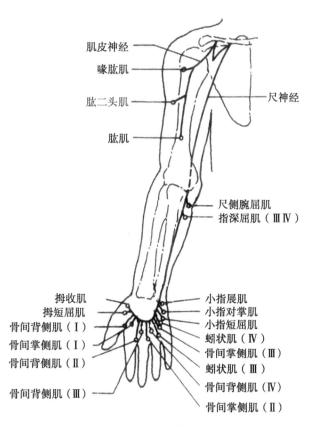

图 3-24　右臂丛的组成及主要分支

1. 肌皮神经与尺神经

肌皮神经与尺神经的肌肉支配（图 3-25）。肌皮神经的肌支支配肱二头肌、肱肌和喙肱肌的运动；皮支支配前臂桡侧皮肤的感觉。尺神经的肌支支配除正中神经支配以外的前臂前群肌、手肌的运动；皮支支配手掌、手背尺侧半和尺侧一个半指掌、背面皮肤的感觉。

图 3-25　肌皮神经与尺神经的肌肉支配

2. 正中神经

正中神经的肌支支配除肱桡肌、尺侧腕屈肌和指深屈肌尺侧半外的前臂前群肌和除拇收肌外的鱼际肌的运动(图3-26);皮支支配手掌心、桡侧三个半指掌面及其中节和远节指背面皮肤的感觉。

3. 桡神经与腋神经

桡神经的肌支支配整个上肢后群肌的运动;皮支支配上肢后面及手背桡侧半和桡侧三个指背面的(中节和远节除外)皮肤的感觉。腋神经的肌支支配三角肌及小圆肌的运动;皮支支配上臂外上侧皮肤的感觉。桡神经与腋神经的肌肉支配(图3-27)。

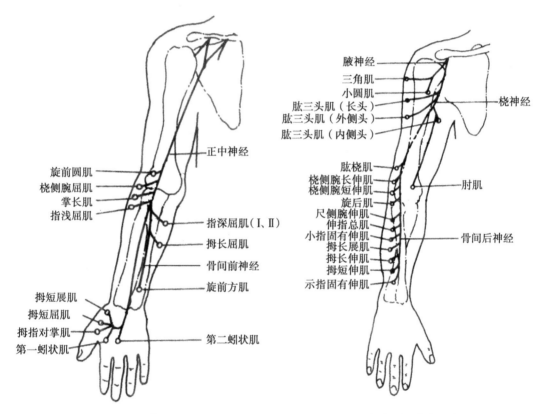

图3-26　正中神经的肌肉支配　　　　图3-27　桡神经与腋神经的肌肉支配

三、神经肌肉接头

神经肌肉接头是指运动神经元轴突末梢与骨骼肌肌纤维的接触部位(图3-28),这一接触部位亦称突触。突触含突触前膜、突触间隙和突触后膜三部分,突触前膜就是神经轴突末梢的无髓鞘的终末膜,突触后膜是与突触前膜相对的肌细胞膜,又称终板膜。突触处,肌纤维表面凹陷,临近肌纤维的神经轴突末梢的无髓鞘的终末几乎都嵌入肌纤维的凹陷处,两者间无原生质联系,突触间隙由细胞间液关联。同一根轴突末梢的全部分支及其所支配的所有纤维称为一个运动单位。运动单位是肌肉收缩的基本功能单位,一个运动神经元的冲动,可导致它所支配的全部肌纤维同步收缩。运动单位大小不一,背部肌肉的运动单位可达几百条肌纤维,支配眼肌的只有几条肌纤维,运动单位中的肌纤维数量少则灵活,但力量小;多则力量大,不灵活。

神经肌肉接头的信息传递的基本机制是:神经冲动至轴突末梢使突触囊泡将其所含乙酰胆碱释放入突触间隙,被挤出的乙酰胆碱扩散越过间隙,作用于终板膜乙酰胆碱受体(乙酰胆碱酯酶),导致终板膜上离子通道出现变化,使终板膜去极化产生终板电位。终板电位使邻近的肌膜去极化至阈电平,产生动作电位并沿肌膜扩布。一次神经冲动只能引起一次肌纤维兴奋,持续时间 2 ms 左右。神经肌肉的信息传递是电信号—化学信号—电信号的复杂转换过程。

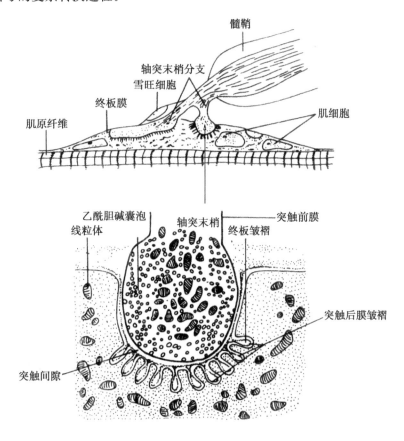

图 3 - 28 神经肌肉接头结构

四、大脑运动皮质至肢体肌肉的神经通路

大脑运动皮质的神经冲动要通过运动传导通路至上肢肌肉。运动传导通路可分为直接通路和间接通路。

（一）直接通路（锥体系）

锥体系通常是指由大脑皮质发出经延髓锥体而下达脊髓的传导束，称皮质脊髓束。由大脑皮质发出抵达脑干运动核的为皮质核束。皮质脊髓束和皮质核束是由皮质运动神经元下传抵达支配肌肉的脊髓前角运动神经元和脑干运动核神经元的直接通路。皮质脊髓束的纤维来自大脑运动皮质。皮质脊髓束（图 3-29）中约有 80% 的纤维在延髓锥体跨过中线到对侧，在脊髓外侧索下行，纵贯脊髓全长，为皮质脊髓侧束。其纤维直接终止于脊髓前角外侧部的运动神经元，而这些神经元控制肢体远端的肌肉，与精细灵活、技巧性动作（运动）有关。其余约 20% 的纤维不跨越中线，在脊髓同侧前索下行，成为皮质脊髓前束，直到与前角运动神经元形成突触前才越过中线，经中间神经元接替后，再与脊髓前角内侧部的运动神经

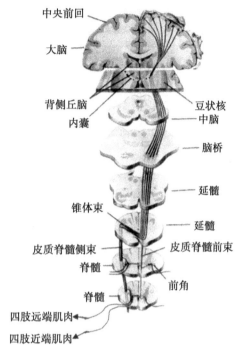

图 3-29 皮质脊髓束

元形成突触关系，而这些神经元控制躯干和四肢近端肌肉，与姿势的维持和粗大动作（大运动）有关。皮质核束通过脑干运动神经核神经元支配头颈部肌肉运动。

（二）间接通路（锥体外系）

锥体外系为除皮质脊髓束和皮质核束以外的所有躯体运动传导束。锥体外系的主要功能是调节肌肉紧张，维持体态姿势和身体平衡，完成肌群间的协调运动和习惯性动作等。

（三）神经系统对躯体运动的调节

健全人的上肢在大脑运动意识支配下进行连续、有目的、协调的运动称为随意运动，随意运动由大脑皮质许多部位，以及小脑、基底神经节等共同发动和调节。从大脑运动意识的产生到上肢运动，神经系统主要在以下几个方面进行极其复杂的信息处理和传递。

1. 大脑皮质方面

随意活动的运动意识起源于大脑额叶皮质。运动的设计及编程在大脑皮质和大脑皮质下的基底神经节及小脑半球中进行，设计好的运动信息被输送到大脑运动皮质，再由运动皮质发出动作指令经下行通路到达脊髓前角和脑干的运动神经元，最终到达它们所支配的骨骼肌而产生运动。在此过程中，运动的设计需要大脑皮质与基底神经节和小

脑之间不断进行信息交流,而且运动设计的执行需要脊髓小脑的参与。后者利用其与脊髓、脑干及大脑皮质之间的纤维联系将肌肉运动的实际情况与大脑皮质发出的运动指令反复进行比较,并不断修正大脑皮质的活动。此外,外周感觉(如视、听觉)反馈信息也可直接传入大脑,不断修正可能出现运动偏差的指令,从而使随意运动得以协调、稳定和精确。

2. 脑干方面

运动神经冲动传出通路穿行于脑干,而且各种感觉通路也在此经过。脑干中存在加强或者抑制肌肉紧张的区域,它可以通过直接调节运动神经元活动的方式来调节肌肉紧张;同时以调节肌肉紧张的方式对姿势进行调控。

3. 脊髓方面

脊髓是感觉和运动神经冲动传导的重要通路,脑、躯干和四肢之间的联系必须通过脊髓内的上、下行传导束来实现,脊髓在两者之间起着中转或传导信息的功能。

皮质脊髓侧束与皮质脊髓前束下行将大脑运动皮质神经元冲动传递至脊髓前角神经元,引起脊髓前角主要的 α 运动神经元出现神经冲动。一个 α 运动神经元的轴突末梢在肌肉中反复分支,每一分支分别支配一条肌纤维,为此,α 运动神经元出现的冲动,将传递到其所支配的全部肌纤维(一个 α 运动神经元支配的肌纤维,少的十几条,多的几百条),并通过神经-肌肉接头的电信号—化学信号—电信号的机制使所传递的肌纤维出现兴奋。某一肌肉的肌纤维兴奋在空间上的叠加,即为该肌肉所产生的肌电。肌纤维的兴奋还将导致肌肉产生收缩。

一个 α 运动神经元及其所支配的全部肌纤维组成的功能单位,称为运动单位。肌肉产生力的强弱主要取决于运动单位数量,取决于通过神经纤维至肌肉的冲动频率。

4. 交互抑制

神经冲动一方面直接兴奋某一中枢的神经元,另一方面通过其侧支兴奋另一抑制性中间神经元,再通过抑制性中间神经元的活动,转而抑制另一中枢神经元活动的现象为传入侧支性抑制。由于这种抑制往往发生于调节同一生理活动、功能拮抗的神经元群之间,固又称为交互抑制。例如,叩击伸肌的肌腱,刺激肌梭感受器,肌梭传入纤维进入中枢后,直接兴奋伸肌的 α 运动神经元,同时发出侧支兴奋一个抑制性中间神经元,转而抑制屈肌的 α 运动神经元,导致伸肌收缩而屈肌舒张(图 3-30)。

大脑运动皮质出现手部握紧的神经冲动时,其冲动经神经系统运作及传递至脊髓前

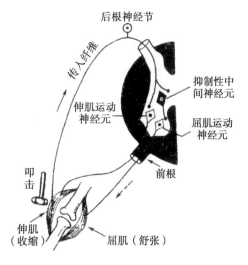

图 3-30 传入侧支性抑制

角,屈肌 α 运动神经元兴奋,使屈肌收缩;因传入侧支性抑制机制,伸肌 α 运动神经元被抑制,使伸肌舒张。大脑运动皮质出现手部松开的神经冲动时,其冲动经神经系统运作

及传递至脊髓前角,伸肌 α 运动神经元兴奋,使伸肌收缩;因传入侧支性抑制机制,屈肌 α 运动神经元被抑制,使屈肌舒张。

五、大脑运动想象引发的上肢残肢肌电活动

上肢残缺患者已不能通过大脑运动意识支配失去的肢体,只能在大脑中对失去的肢体进行运动想象。在对上肢残缺患者进行缺失肢体运动想象及生物反馈与残肢肌电自我强化的研究中发现:上肢残缺患者在对缺失肢体产生上肢运动想象时,缺失肢体所对应的大脑运动皮质区域有生物电活动,该生物电活动经神经系统传导至上肢留存肢体的某一处肌肉时,该处肌肉会呈现肌电信号变化。大脑上肢运动想象引发的上肢残肢肌电活动(图 3 - 31)。

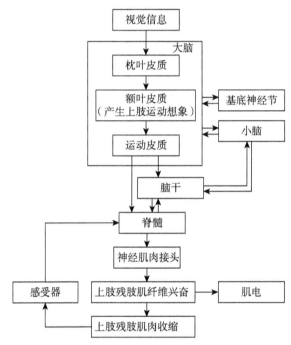

图 3 - 31　大脑上肢运动想象引发的上肢残肢肌电活动

肌电的强弱与参加活动的运动单位数量、类型、单个运动单位的放电频率和动作电位的传导速度、运动单位活动同步化程度、运动单位募集方式等因素有关。表面肌电是多个运动单位活动时产生的电变化在时间和空间上的叠加。大脑上肢运动想象引发的上肢残肢肌电信号经处理即可用于上肢假肢的肌电控制。

本章中仅对有关的人体生理方面知识作最初步的表述,如要进一步了解这方面的知识请参考人体生理学方面的其他相关资料。

第四章 生物电信号放大与处理的基本电路

第一节 集成运算放大器简介

生物电信号一般都非常微弱,其中肌电信号的幅值范围约为几十至几百微伏。通常对生物电信号进行处理的单片机输入电压范围为直流 $0 \sim 5$ V,为此,检测到的微弱生物电信号在送至单片机前必须先对其进行放大。在生物电放大及信号处理方面,广泛采用集成运算放大器来构建信号放大与信号处理电路。

一、集成运算放大器基本结构

集成运算放大器通常由输入级、中间级、输出级和偏置电路等部分组成[图4-1(a)]。输入级采用差分放大电路,它有同相和反相两个输入端。中间级一般采用共发射极放大电路,有很大的电压放大倍数。输出级大多采用互补对称电路或射极跟随电路,以降低输出电阻,提高驱动负载能力。[图4-1(b)]是集成运算放大器的电路符号,输入端中标有"u_-"为反相输入端,标有"u_+"为同相输入端,输出电压的相位与反相输入电压相位相反,与同相输入电压相位相同。

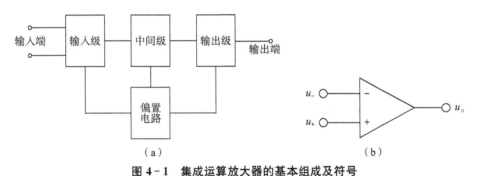

（a） （b）

图 4 - 1 集成运算放大器的基本组成及符号

二、集成运算放大器常见类型

(一) 通用型集成运算放大器

通用型集成运算放大器以通用为目的而设计,其主要特点是应用面广、价格低,其性能指标适合于一般性使用要求。常见的通用型集成运算放大器有 μA741（单运算放大器）、LM358（双运算放大器）、LM324（四运算放大器）等。

（二）高阻型集成运算放大器

高阻型集成运算放大器的特点是差模输入阻抗非常高，一般差模输入阻抗为 10^{12} Ω。实现高输入阻抗的主要措施是利用场效应管输入阻抗高的特性，用场效应管构建集成运算放大器的差分输入级。常见的高阻型集成运算放大器有 TL082、TL084、TLC2252 和 TLC2254 等。高阻型集成运算放大器广泛使用于生物电检测。

（三）低漂移型集成运算放大器

微弱信号检测时，集成运算放大器自身参数的漂移变化将对检测结果产生不良影响。低漂移型集成运算放大器为此而设计。常见的低漂移型集成运算放大器有 OP-27、ICL7650 等。

（四）高速型集成运算放大器

在快速模数（A/D）和数模（D/A）转换方面，对集成运算放大器的转换速率有较高要求。高速型集成运算放大器的主要特点是具有较高的转换速率和宽的频率响应。常见的高速型集成运算放大器有 LM318、OPA627 等。

（五）低功耗型集成运算放大器

便携式仪器较多使用低电压电池供电。要使电池在足够长的时间正常供电，则集成运算放大器的功率消耗就要小。常见的低功耗型集成运算放大器有 LTC6258 和 ICL7611 等。

（六）高电压型集成运算放大器

常见的高电压型集成运算放大器有 3584JM 和 PA85 等。

三、集成运算放大器主要参数

为正确选择和使用集成运算放大器，下面简要地介绍集成运算放大器的主要参数。

（一）输入失调电压 U_{io}

在集成运算放大器的输入端外加一直流补偿电压，使集成运算放大器输出电压为零，则所加的补偿电压值为输入失调电压。输入失调电压 U_{io} 应尽可能小。

（二）输入失调电流 I_{io}

输入失调电流是指输入信号为零时，两个输入端静态电流 I_+ 与 I_- 之差。输入失调电流 I_{io} 会破坏放大器的平衡。输入失调电流 I_{io} 应尽可能小。

（三）开环电压增益 A_{ud}

开环电压增益是指集成运算放大器在无外接反馈电路时的差模电压放大倍数,也可用 A_{ud} 的常用对数表示,即 $20\lg A_{ud}$(dB)。一般集成运算放大器的开环电压增益都很大,其值为 $60 \sim 140$ dB。开环电压增益 A_{ud} 应尽可能大。

（四）差模输入电阻 R_{id} 和开环输出电阻 R_{od}

差模输入电阻 R_{id} 是集成运算放大器开环运用时,在输入差模信号的情况下,两个输入端间的等效电阻。开环输出电阻 R_{od} 是指集成运算放大器开环运用时,输出端与地间的等效电阻。差模输入电阻 R_{id} 应尽可能大,开环输出电阻 R_{od} 应尽可能小。

（五）共模抑制比 CMRR

共模抑制比是指集成运算放大器开环运用时,开环差模电压增益 A_{ud} 与共模电压增益 A_{uc} 之比的绝对值,即 $\mathrm{CMRR} = \left| \dfrac{A_{ud}}{A_{uc}} \right|$,也常用 $20\lg\mathrm{CMRR}$(dB) 表示。该值越大,抗共模干扰能力越强,一般集成运算放大器的 CMRR 都可达到 80 dB,高质量的集成运算放大器可达 100 dB 以上。

集成运算放大器其他指标,如转换速率、静态功耗、电源电压等可通过集成运算放大器手册查找。

选择和使用集成运算放大器时,应考虑选择输入失调电压 U_{io}、输入失调电流 I_{io} 尽可能小;差模输入电阻 R_{id} 尽可能大,开环输出电阻 R_{od} 尽可能小;开环电压增益 A_{ud}、共模抑制比 CMRR 尽可能大和功耗低的集成运算放大器来设计生物电放大电路及其信号处理电路。

四、集成运算放大器理想模型

运算放大器理想模型的主要指标:开环电压增益 A_{ud} 趋于无穷大;差模输入电阻 R_{id} 趋于无穷大;开环输出电阻 R_{od} 趋于零。由理想运算放大器的主要指标可推演出其工作在线性状态的两个结论:

结论一:理想运算放大器输出在其线性范围内,则两输入端电压相等,可视为"虚短"。当其中一个输入端接地时,另一个输入端也好似接地,可视为"虚地"。因为如果两输入端电压不相等,那么差分输入电压将乘以无限大的电压增益,产生无限大的输出电压,在电源电压通常为 ± 5 V $\sim \pm 15$ V 的情况下,这种情况显然是不成立的。

结论二:没有电流流入理想运算放大器的输入端,这种情况可视为"虚断"。因为输入阻抗无限大,所以就不会有电流流入理想运算放大器的输入端。

当集成运算放大器指标接近理想运算放大器指标时,就可视其为理想运算放大器,通过配置反馈环节的器件构建具有运算功能的电路,在深度负反馈的情况下,集成运算放大器的输入-输出的数学关系仅取决于集成运算放大器的反馈网络器件连接形式及器件参数,而与集成运算放大器本身数据无关。为此,集成运算放大器可通过改变外接反馈网络来构成多种运算电路。

集成运算放大器的高输入电阻、低输出电阻,使含有不同运算功能的集成运算放大器电路可以方便连接,组成具有复杂运算功能的电路。

集成运算放大器运算功能构建的便利性,不同运算功能集成运算放大器电路连接的便利性,集成运算放大器本身的高可靠、高稳定性,使集成运算放大器在医学仪器、生物电检测及信号处理等众多领域被广泛应用。

第二节　信号放大电路

生物电信号幅值大多在几十至几百微伏范围,为了对生物电信号进行分析及处理,需要对微弱的生物电信号进行放大。常用的信号放大电路有反相放大电路、同相放大电路和差动放大电路等。

一、反相放大电路

(一) 基本电路

反相放大电路(图 4 - 2)。输入电压 u_i 经电阻 R_1 由反相输入端输入,输出端与反相输入端之间接一反馈电阻 R_F,同相输入端与地之间接一平衡电阻 R_2,且 $R_2 = R_1 // R_F$,以保证集成运算放大器输入端的对称。

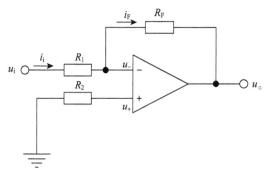

图 4 - 2　反相放大电路

(二) 主要性能指标

1. 增益 A_{uF}

由于理想运算放大器输入电流近似为零,即 $i \approx 0$,故 $i_i = i_F$,从(图 4 - 2)的电路可以看出

$$i_i = \frac{u_i - u_-}{R_1} \qquad (4 - 1)$$

$$i_{\mathrm{F}} = \frac{u_- - u_{\mathrm{o}}}{R_{\mathrm{F}}} \qquad (4-2)$$

因 $i_{\mathrm{i}} = i_{\mathrm{F}}$，则

$$\frac{u_{\mathrm{i}} - u_-}{R_1} = \frac{u_- - u_{\mathrm{o}}}{R_{\mathrm{F}}} \qquad (4-3)$$

又因为理想运算放大器两个输入端电位近似相等，即 $u_- \approx u_+ = 0$，代入式（4-3）得反相放大电路的闭环电压增益

$$A_{\mathrm{uF}} = \frac{u_{\mathrm{o}}}{u_{\mathrm{i}}} = -\frac{R_{\mathrm{F}}}{R_1} \qquad (4-4)$$

式（4-4）表明：反相放大电路的闭环电压增益仅取决于外接电阻 R_1、R_{F}，而与集成运算放大器本身参数无关。只要电阻值足够精确，则输出电压 u_{o} 与输入电压 u_{i} 可得到高精度的比例关系，式中的负号表示阻 u_{o} 与 u_{i} 相位相反，所以称反相放大电路。

2. 输入电阻 R_{i}

反相放大电路的反相输入端为"虚地"，所以该电路的输入电阻 $R_{\mathrm{i}} = R_1$。

3. 输出电阻 R_{o}

反相放大电路属电压并联负反馈电路，输出电阻低，$R_{\mathrm{o}} < R_{\mathrm{od}}$。

二、同相放大电路

（一）基本电路

将反相放大电路中 R_1 端接地，输入电压 u_{i} 经电阻 R_2 由同相输入端输入，即可构成同相放大电路（图 4-3）。

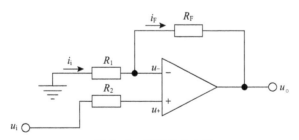

图 4-3　同相放大电路

（二）主要性能指标

1. 增益 A_{uF}

从（图 4-3）所示的电路可以看出

$$i_{\mathrm{i}} = -\frac{u_-}{R_1} \qquad (4-5)$$

$$i_F = \frac{u_- - u_o}{R_F} \qquad\qquad (4-6)$$

由于理想运算放大器输入电流近似为零，即 $i \approx 0$，故 $i_i = i_F$，因此有

$$-\frac{u_-}{R_1} = \frac{u_- - u_o}{R_F} \qquad\qquad (4-7)$$

又因为理想运算放大器两个输入端电位近似相等，即 $u_- \approx u_+ = u_i$，代入式(4-7)经整理后得同相放大电路的闭环电压增益：

$$A_{uF} = \frac{u_o}{u_i} = 1 + \frac{R_F}{R_1} \qquad\qquad (4-8)$$

式(4-8)表明，同相放大电路的闭环电压增益取决于外接电阻的比值与1之和（$1+R_F/R_1$），而与集成运算放大器本身参数无关。A_{uF} 为正，表示 u_o 与 u_i 为同相，A_{uF} 大于1或等于1。

2. 输入电阻 R_i

同相放大电路属电压串联负反馈电路，输入电阻大，$R_i > R_{id}$。

3. 输出电阻 R_o

同相放大电路属电压串联负反馈电路，输出电阻低，$R_o < R_{od}$。

三、电压跟随电路

（一）基本电路

在（图4-3）所示电路中，令 $R_F = 0$、$R_1 = \infty$ 后，得电压跟随电路（图4-4）。电压跟随电路的 u_o 与 u_i 为同相。

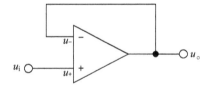

图4-4 电压跟随电路

（二）主要性能指标

1. 增益 A_{uF}

由式(4-8)可得增益 $A_{uF} = 1$，$u_o = u_i$，输出电压跟随输入电压变化，故称为电压跟随器。

2. 输入电阻 R_i

输入电阻 R_i 与同相放大电路同理，$R_i > R_{id}$。

3. 输出电阻 R_o

与同相放大电路同理，$R_o < R_{od}$。

电压跟随电路具有高输入电阻、低输出电阻及放大倍数为 1 的特点，在信号放大与处理电路中用于阻抗变换。

四、差动放大电路

差动放大电路是把两个输入信号分别输入到集成运算放大器的同相和反相端，然后在输出端取出两个信号的差模放大成分，而尽量抑制两个信号的共模放大成分的电路。(图 4-5)所示为一差动放大电路。它由一个集成运算放大器和 4 个电阻组成。以下对差动放大电路的差模增益进行分析：利用电路的线性叠加原理，先计算输入信号 u_{i1} 作用时电路的输出 u_{o1}

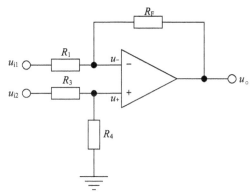

图 4-5　差动放大电路

$$u_{o1} = -\frac{R_F}{R_1} u_{i1} \qquad (4-9)$$

再计算输入信号 u_{i2} 作用时电路的输出 u_{o2}

$$u_{o2} = (1 + \frac{R_F}{R_1}) \frac{R_4}{R_3 + R_4} u_{i2} \qquad (4-10)$$

根据线性叠加原理得

$$u_o = u_{o1} + u_{o2} = -\frac{R_F}{R_1} u_{i1} + (1 + \frac{R_F}{R_1}) \frac{R_4}{R_3 + R_4} u_{i2} \qquad (4-11)$$

如果满足 $R_F/R_1 = R_4/R_3$，则式(4-11)可改写为

$$u_o = \frac{R_F}{R_1} (u_{i2} - u_{i1}) \qquad (4-12)$$

式(4-12)整理后得闭环差模增益为

$$A_d = \frac{u_o}{u_{i2} - u_{i1}} = \frac{R_F}{R_1} \qquad (4-13)$$

第三节　信号处理电路

在生物电信号检测中存在着各种干扰和噪声,为了保证检测的正确性,必须采取抗干扰和抑制噪声的措施。信号滤波是消除干扰的主要方法之一,通常只要干扰信号和有用信号不在同一频率范围内,都可使用滤波的方法排除干扰。滤波电路利用容抗或感抗随频率而改变的特性,对不同频率的输入信号产生不同的响应,使需要的频率信号通过,同时抑制不需要的频率信号。

一、滤波电路

在描述滤波电路的频率响应特性时,通常把能够通过的信号频率范围定义为通带,把受阻或衰减的信号频率范围称为阻带,而通带和阻带的界限频率叫截止频率。常用滤波电路可分为低通滤波电路、高通滤波电路、带通滤波电路和带阻滤波电路等,其理想频率响应特性(图4-6),其中,图4-6(a)为低通滤波电路理想频率响应特性;图4-6(b)为高通滤波电路理想频率响应特性;图4-6(c)为带通滤波电路理想频率响应特性;图4-6(d)为带阻滤波电路理想频率响应特性。

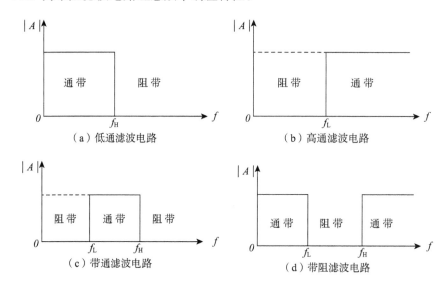

图4-6　四种滤波电路的理想频率响应特性

(一) 无源滤波

由电阻、电容、电感等元件组成的滤波电路为无源滤波电路。在生物电信号处理方面常用的无源滤波有低通、高通、带通和带阻四种。

1. 低通滤波电路

低通滤波电路只允许信号中的低频成分顺利通过,而衰减其他高频成分。[图4-7(a)]是 RC 串联电路组成的低通滤波电路,u_i 为输入信号电压,u_o 为输出信号电压。

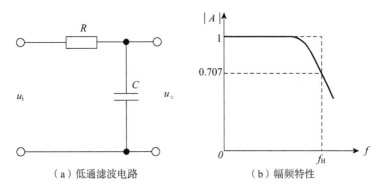

图4-7 低通滤波电路及幅频特性

把输出电压与输入电压的比值定义为电路的电压传输特性 A ,可得

$$A = \frac{\dot{U}_o}{\dot{U}_i} = \frac{\frac{1}{j\omega C}}{R + \frac{1}{j\omega C}} = \frac{1}{1 + j\omega RC} = \frac{1}{1 + j\frac{\omega}{\omega_H}} \qquad (4-14)$$

式中 $\omega_H = \frac{1}{RC}$ 。

$$|A| = \frac{1}{\sqrt{1 + \left(\frac{\omega}{\omega_H}\right)^2}} \qquad (4-15)$$

$$\varphi = -\arctan(\omega RC) \qquad (4-16)$$

从式(4-16)可见,φ 也随频率而变化。

低通滤波电路的特点:$\omega \ll \omega_H$,$|A| \approx 1$,信号的低频成分通过;当 $\omega = \omega_H$,$|A| = \frac{1}{\sqrt{2}} = 0.707$,$f_H = \frac{\omega_H}{2\pi}$ 称为上限截止频率;当 $\omega > \omega_H$,信号的高频成分被衰减。低通滤波电路其幅频特性[图4-7(b)]。

2. 高通滤波电路

高通滤波电路只允许信号中的高频成分顺利通过,而衰减信号中的低频成分。[图4-8(a)]是一个 RC 串联电路组成的高通滤波电路,u_i 为输入信号电压,u_o 为输出信号电压。

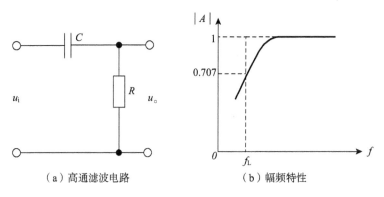

（a）高通滤波电路　　　　　　（b）幅频特性

图 4-8　高通滤波电路及幅频特性

电路的电压传输特性 A 为

$$A = \frac{\dot{U}_\circ}{\dot{U}_i} = \frac{R}{R + \frac{1}{j\omega C}} = \frac{j\omega RC}{1 + j\omega RC} = \frac{1}{1 - j\frac{1}{\omega RC}} = \frac{1}{1 - j\frac{\omega_L}{\omega}} \tag{4-17}$$

式中 $\omega_L = \frac{1}{RC}$。

$$|A| = \frac{1}{\sqrt{1 + \left(\frac{\omega_L}{\omega}\right)^2}} \tag{4-18}$$

$$\varphi = \arctan\left(\frac{1}{\omega RC}\right) \tag{4-19}$$

高通滤波电路的特点：当 $\omega < \omega_L$，信号的低频部分被衰减；当 $\omega = \omega_L$，$|A| = \frac{1}{\sqrt{2}} = 0.707$，$f_L = \frac{\omega_L}{2\pi}$ 称为下限截止频率；当 $\omega \gg \omega_L$，$|A| \approx 1$，信号的高频部分通过。高通滤波电路其幅频特性[图 4-8(b)]。

3. 带通滤波电路

带通滤波电路只允许通过一个频带的信号成分，在这个频带之外的信号成分被衰减。带通滤波电路可以由低通滤波电路和高通滤波电路共同组合而成，其幅频特性见图 4-9 所示。图中 $(f_H - f_L)$ 为通频带的范围。电路中有一个重要的参数 Q，也称为品质因数，其为

$$Q = \frac{\sqrt{f_H f_L}}{f_H - f_L} \tag{4-20}$$

Q 值低时，电路的选频性能较差，即只允许较宽频带范围的信号通过，称宽带滤波。当 Q 值高时，电路的选频性能较强，即只允许较窄频带范围的信号通过，称窄带滤波。

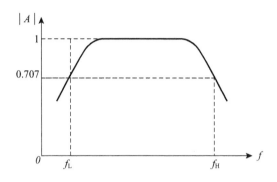

图 4 - 9 带通滤波幅频特性

4. 带阻滤波电路

带阻滤波电路只选择性衰减一个频带范围内的信号,而在这个频带范围之外的信号成分都可无衰减通过,双 T 带阻电路[图 4 - 10(a)]。双 T 带阻电路的幅频特性[图 4 - 10(b)],其品质因数 Q 仍由式(4 - 20)决定,其中高 Q 值带阻滤波器,称为陷波器。

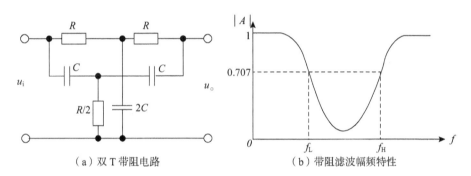

（a）双 T 带阻电路　　　　　（b）带阻滤波幅频特性

图 4 - 10 双 T 带阻电路及幅频特性

[图 4 - 10(a)]中的双 T 选频电路由低通滤波电路和高通滤波电路组合而成。其工作原理是,输入信号中的低频成分从上通道(即 R 、R 、$2C$ 组成的低通滤波器)传输,而高频成分从下通道(即 C 、C 、$\dfrac{R}{2}$ 组成的高通滤波器)传输,而对于信号中的中间频率成分,上下两通道均可以通过。双 T 选频电路中通过低通滤波器传输出来的电压相位落后,通过高通滤波器传输出来的电压相位超前,高 Q 值时,某个中间频率将出现两路输出电压幅度相等,相位相反,输出总电压为零的状态,即中间频率的信号被衰减,这是高 Q 值双 T 选频电路陷波的基本原理。理论上可以导出陷波频率 f_0 和电路的 Q 值,分别为

$$f_0 = \sqrt{f_H f_L} = \frac{1}{2\pi RC} \tag{4 - 21}$$

$$Q = \frac{\sqrt{f_H f_L}}{f_H - f_L} = \frac{1}{4} \tag{4 - 22}$$

式(4-21)、式(4-22)均未考虑负载影响,当接上负载后,Q 值要降低。另外,要具有较好的陷波性能,电阻和电容的误差要尽可能小。

生物电信号处理电路中需要采用 50 Hz 陷波器对 50 Hz 工频干扰进行抑制,通常将双 T 选频电路与集成运算放大器结合起来,组成高 Q 值 50 Hz 陷波电路来消除 50 Hz 的工频干扰。

(二) 有源滤波

由电阻、电容、电感等元件与集成运算放大器组成的滤波电路称为有源滤波电路。由于集成运放的开环增益高、输入电阻高、输出电阻低,构成的有源滤波器性能优于无源滤波器,还具有放大性能。在生物电信号处理方面常用的有源滤波有低通、高通、带通和带阻四种。

1. 有源低通滤波电路

简单的一阶有源低通滤波电路[图 4-11(a)]。

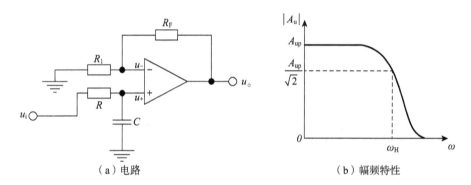

（a）电路　　　　　　　　　　　（b）幅频特性

图 4-11　一阶有源低通滤波电路及幅频特性

[图 4-11(a)]中的集成运算放大器的同相端连接了一个 RC 串联电路,由图可得出

$$\dot{U}_+ = \dot{U}_C = \frac{1}{1 + j\omega RC}\dot{U}_i \tag{4-23}$$

由同相放大电路部分的式(4-8)得出

$$\dot{U}_o = \left(1 + \frac{R_F}{R_1}\right)\dot{U}_+$$

因此,电路的电压增益为

$$A_u = \frac{\dot{U}_o}{\dot{U}_i} = \frac{1 + \dfrac{R_F}{R_1}}{1 + j\omega RC} = \frac{1 + \dfrac{R_F}{R_1}}{1 + j\dfrac{\omega}{\omega_H}} \tag{4-24}$$

式中 $\omega_{\mathrm{H}} = \dfrac{1}{RC}$，称为上限截止角频率。电压增益的模为

$$|A_{\mathrm{u}}| = \frac{1 + \dfrac{R_{\mathrm{F}}}{R_1}}{\sqrt{1 + \left(\dfrac{\omega}{\omega_{\mathrm{H}}}\right)^2}} \qquad (4-25)$$

令式(4-25)中 $1 + \dfrac{R_{\mathrm{F}}}{R_1} = A_{\mathrm{up}}$，$A_{\mathrm{up}}$ 为通带增益。当 $\omega \ll \omega_{\mathrm{H}}$，$|A_{\mathrm{u}}| \approx A_{\mathrm{up}}$，当 $\omega = \omega_{\mathrm{H}}$ 时，$|A_{\mathrm{u}}| = \dfrac{1}{\sqrt{2}} A_{\mathrm{up}}$，当 $\omega > \omega_{\mathrm{H}}$，增益衰减。该低通滤波电路的幅频特性曲线[图4-11(b)]。

肌电信号的频率范围在 10 Hz~1 500 Hz，那些高于 1 500 Hz 的信号被视为干扰信号，通过有源低通滤波电路可将肌电信号中的高于 1 500 Hz 的干扰信号去除。

2. 有源高通滤波电路

将[图4-11(a)]中的电容 C 与电阻 R 交换位置，可得到一阶有源高通滤波电路[图4-12(a)]。

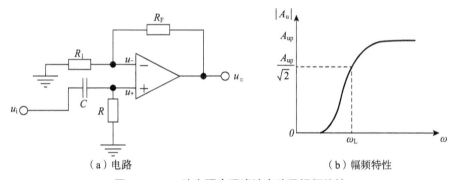

（a）电路 　　　　　　　　（b）幅频特性

图4-12　一阶有源高通滤波电路及幅频特性

由[图4-12(a)]中的 RC 电路得出

$$\dot{U}_+ = \dot{U}_{\mathrm{R}} = \frac{\mathrm{j}\omega RC}{1 + \mathrm{j}\omega RC} \dot{U}_{\mathrm{i}} \qquad (4-26)$$

由同相放大电路部分的式(4-8)得出

$$\dot{U}_{\mathrm{o}} = \left(1 + \frac{R_{\mathrm{F}}}{R_1}\right) \dot{U}_+$$

因此电路的电压增益为

$$A_{\mathrm{u}} = \frac{\dot{U}_{\mathrm{o}}}{\dot{U}_{\mathrm{i}}} = \frac{1 + \dfrac{R_{\mathrm{F}}}{R_1}}{1 + \dfrac{1}{\mathrm{j}\omega RC}} = \frac{1 + \dfrac{R_{\mathrm{F}}}{R_1}}{1 - \mathrm{j}\dfrac{\omega_{\mathrm{L}}}{\omega}} \qquad (4-27)$$

式中 $\omega_L = \dfrac{1}{RC}$,称为下限截止角频率。电压增益的模为

$$|A_u| = \frac{1 + \dfrac{R_F}{R_1}}{\sqrt{1 + \left(\dfrac{\omega_L}{\omega}\right)^2}} \qquad (4-28)$$

令式(4-28)中 $1 + \dfrac{R_F}{R_1} = A_{up}$, A_{up} 为通带增益。当 $\omega \gg \omega_L$, $|A_u| \approx A_{up}$;当 $\omega = \omega_L$, $|A_u| = \dfrac{1}{\sqrt{2}} A_{up}$,当 $\omega < \omega_L$,增益衰减。该高通滤波器的幅频特性曲线[图4-12(b)]。

肌电信号的频率范围在 10 Hz～1 500 Hz,那些低于 10 Hz 的信号被视为干扰信号,通过有源高通滤波电路可将肌电信号中的低于 10 Hz 的干扰信号去除。

3. 有源带通滤波电路

[图4-13(a)]为有源带通滤波电路。R_1 、R_2 和 C_1 、C_2 构成的 RC 串并联谐振电路连接于集成运算放大器输出端与同相输入端之间,形成正反馈回路。该回路的谐振角频率为

$$\omega_0 = \frac{1}{\sqrt{R_1 R_2 C_1 C_2}} \qquad (4-29)$$

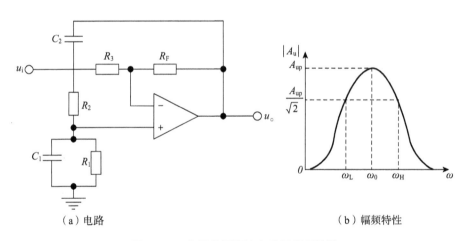

（a）电路　　　　　　　　　　　（b）幅频特性

图4-13　有源带通滤波电路及幅频特性

[图4-13(b)]为该电路的幅频特性。当输入信号角频率 ω 趋近 ω_0 时,反馈回路形成较强的正反馈,输出电压较大,当 ω 远离 ω_0 时,不能形成正反馈,输出电压很小。电路的反相输入端与输出端之间接一负反馈电阻 R_F ,通过调节该电阻可以改变电路的电压增益,电压增益要适当,过高将产生自激振荡。

4. 有源带阻滤波电路

在生物电信号处理中,需要消除 50 Hz 工频干扰,[图 4-14(a)]电路为一有源双 T 带阻滤波电路,[图 4-14(b)]为该电路的幅频特性。

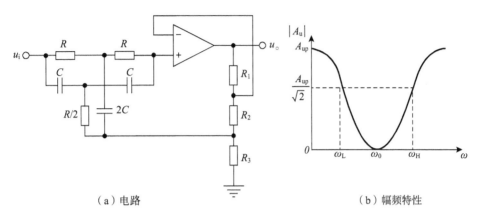

（a）电路　　　　　　　　　　　　　　　（b）幅频特性

图 4-14　有源双 T 带阻滤波电路及幅频特性

该电路的中心频率

$$f_0 = \frac{1}{2\pi RC}\left(\omega_0 = \frac{1}{RC}\right) \tag{4-30}$$

对于 $f > f_0$ 的高频信号,两个串联的电容 C 阻抗很低,信号可经电容直接传输到运放的同相输入端即 $\dot{U}_i = \dot{U}_+$;对于 $f < f_0$ 的低频信号,电容 $2C$ 的阻抗非常高,信号可经两个串联的电阻 R 直接传输到运放的同相端即 $\dot{U}_i = \dot{U}_+$;只有当 $f = f_0$ 的信号输入时,分别经过两个通道传输:从高通滤波通道(两个电容 C 和一个电阻 $\frac{R}{2}$ 构成)输出的电压比输入电压超前一个略小于 $\frac{\pi}{2}$ 的相位;从低通滤波通道(两个电阻 R 和一个电容 $2C$ 构成)输出电压比输入电压落后一个略小于 $\frac{\pi}{2}$ 的相位。两路传输到同相输入端的电压正好大小相等、相位相反,相互抵消,因此放大器输出电压近似为零。

生物电信号检测会普遍遇到 50 Hz 工频干扰,这种干扰有时足以“淹没”所检测信号,为消除 50 Hz 工频干扰,在生物电信号检测通路上均含有 50 Hz 陷波环节。

二、运算电路

在生物电信号处理方面较常用的运算电路有加法运算电路、积分运算电路和微分运算电路。

(一) 反相加法运算电路

反相加法运算电路是在反相放大电路的输入端上增加若干个输入回路构成(图 4-15)。

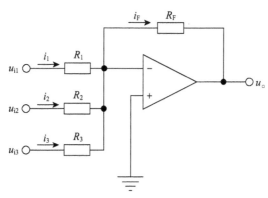

图 4-15　反相加法运算电路

根据(图 4-15),有如下关系

$$u_o = -R_F i_F = -(i_1 + i_2 + i_3)R_F = -\left(\frac{u_{i1}}{R_1} + \frac{u_{i2}}{R_2} + \frac{u_{i3}}{R_3}\right)R_F \qquad (4-31)$$

当 $R_1 = R_2 = R_3 = R_F$ 时,上式可表示为

$$u_o = -(u_{i1} + u_{i2} + u_{i3}) \qquad (4-32)$$

式(4-32)表明,输出信号为输入信号的代数和。

加法电路在生物电信号处理电路中常用于电平平移、基准校正等。

(二) 积分运算电路

将反相比例运算放大器的反馈电阻换成电容器 C_F 就可构成积分运算电路(图 4-16)。图中反馈电容 C_F 上流过的电流 i_F 为

$$i_F = C_F \frac{du_c}{dt} = -C_F \frac{du_o}{dt} \qquad (4-33)$$

R_1 上流过的电流 i_i 为

$$i_i = \frac{u_i}{R_1} \qquad (4-34)$$

因为理想运放 $i_i = i_F$,由式(4-33)、(4-34)可得

$$du_o = -\frac{u_i}{R_1 C_F}dt \qquad (4-35)$$

假定反馈电容 C_F 初始电压为零,将式(4-35)求积分后得

$$u_o = -\frac{1}{R_1 C_F}\int u_i\,\mathrm{d}t \qquad\qquad (4-36)$$

式(4-36)表明,积分运算放大电路的输出电压 u_o 与输入电压 u_i 对时间的积分成正比,$R_1 C_F$ 为时间常数,负号表示输出电压与输入电压相位相反。

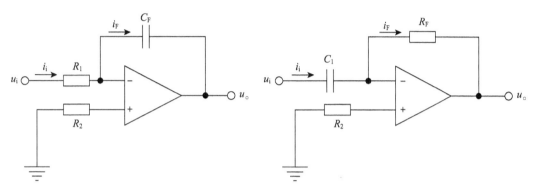

图 4-16 积分运算电路   图 4-17 微分运算电路

(三) 微分运算电路

微分运算是积分运算的逆运算。将积分运算放大器中的反馈电容 C_F 和输入电阻 R_1 交换位置,即可构成微分运算电路,其电路如图 4-17 所示。因为在理想运放的情况下 $i_i = i_F$,而

$$i_i = C_1\frac{\mathrm{d}u_i}{\mathrm{d}t} \qquad\qquad (4-37)$$

$$i_F = -\frac{u_o}{R_F} \qquad\qquad (4-38)$$

由上面式(4-37)和式(4-38)可得

$$u_o = -C_1 R_F\frac{\mathrm{d}u_i}{\mathrm{d}t} \qquad\qquad (4-39)$$

即微分运算电路的输出电压 u_o 与输入电压 u_i 对时间的微分成正比,$C_1 R_F$ 为时间常数,负号表示输出电压与输入电压相位相反。

(四) 绝对值运算电路

绝对值运算电路能将双极性的输入信号变成单极性的信号,也就是说绝对值运算电路的输出电压为输入电压的绝对值。从整流的角度来看,绝对值运算电路也可称为精密全波整流电路(图 4-18)。

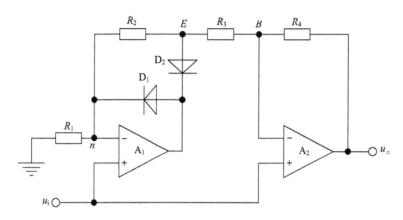

图 4 - 18　绝对值运算电路

　　(图 4 - 18)中,若输入信号 $u_i > 0$ 时,D_1 导通,D_2 截止。运算放大器 A_1 的 n 点电压与输入电压基本相等,即

$$u_n = u_i \tag{4-40}$$

运算放大器 A_2 的输出电压

$$u_o = -\frac{R_4}{R_2 + R_3} u_n + \left(1 + \frac{R_4}{R_2 + R_3}\right) u_i = u_i \tag{4-41}$$

　　若输入信号 $u_i < 0$ 时,D_2 导通,D_1 截止,运算放大器 A_1 为同相放大器,E 点的电压为

$$u_E = u_i\left(1 + \frac{R_2}{R_1}\right) \tag{4-42}$$

　　运算放大器 A_2 既有同相端输入信号电压 u_i,也有从反相端输入的电压 u_E,根据叠加原理,总的输出电压为

$$u_o = u_i\left(1 + \frac{R_4}{R_3}\right) - u_E \frac{R_4}{R_3} = u_i - \frac{R_4 R_2}{R_3 R_1} u_i \tag{4-43}$$

　　若取 $R_1 = R_2 = R_3 = R$, $R_4 = 2R$, 则 $u_o = -u_i$ 。
　　综上所述,(图 4 - 18)的传输特性为
$$u_o = |u_i| \tag{4-44}$$

图 4－18 电路的特性曲线(图 4－19)。

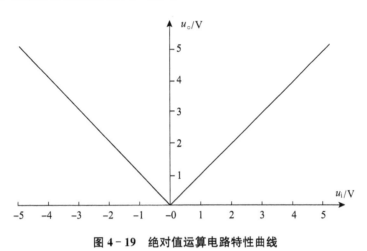

图 4－19　绝对值运算电路特性曲线

　　肌电信号是一个交流信号,将肌电信号输入绝对值运算电路,就能在绝对值运算电路输出端得到含有许多尖峰状的直流信号,通过对其进行低通滤波可获得肌电直流(包络线)信号。

第四节　集成稳压电路

　　生物医学电子装置广泛采用集成稳压器构成电源。集成稳压器具有体积小、重量轻、稳定性高、温度特性好及使用方便等优点,集成稳压器品种繁多,在此仅对生物医学电子装置中使用较多的三端集成稳压器及其应用作简要说明。

一、三端集成稳压器及应用电路

　　三端集成稳压器主要有两种类型,一种是输出电压固定的三端集成稳压器,另一种是输出电压可调的三端集成稳压器。三端集成稳压器有 3 个引脚:输入端(IN)、输出端(OUT)和公共端(GND),内部设有保护电路,其稳压精度高、可靠、外围电路简单,使用方便。

(一) 输出电压固定的三端集成稳压器及其应用电路

1. 常用输出电压固定的三端集成稳压器

　　常用的输出电压固定的三端集成稳压器有 CW78XX(LM78XX)正电压输出系列和 CW79XX(LM79XX)负电压输出系列。XX 两位数字表示输出电压的标称值,分 5 V、6 V、9 V、12 V、15 V、18 V、24 V 七个等级。例如,CW7805(LM7805)表示输出电压为＋5 V,CW7915(LM7915)则表示输出电压为－15 V。这类稳压器在满足散热条件时的最大输出电流达 1.5 A。

2. 输出电压固定的三端集成稳压器应用电路

采用输出电压固定的三端集成稳压器 LM7805 构成的＋5 V 稳压电路[图 4 - 20(a)]。采用输出电压固定的三端集成稳压器 LM7905 构成的－5 V 稳压电路[图 4 - 20(b)]。图中，C_2 用来减小高频干扰，C_3 用来改善输出的瞬态特性，C_1 和 C_4 减小输出纹波和低频干扰。由输出电压固定的三端集成稳压器构成的正、负输出电压固定的稳压电路如图 4 - 21 所示。

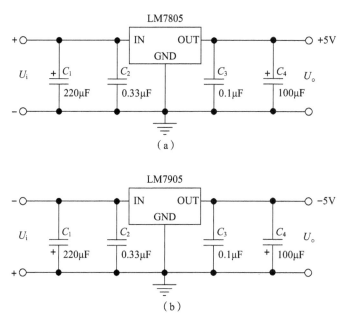

图 4 - 20 输出电压固定的稳压电路

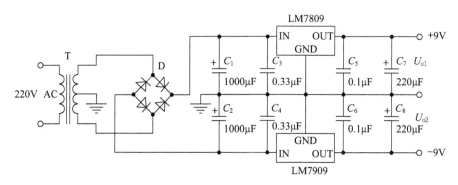

图 4 - 21 正、负输出电压固定的稳压电路

(二) 输出电压可调的三端集成稳压器及其应用电路

1. 常用输出电压可调的三端集成稳压器

常用输出电压可调三端集成稳压器有 CW317(LM317)正电压输出型和 CW337(LM337)负电压输出型等。

2. 输出电压可调的三端集成稳压器应用电路

采用输出电压可调的三端集成稳压器 CW317 构成的正输出电压可调稳压电路（图 4-22）。图中，电阻 R_P 用于调节输出电压，C_1 减小高频干扰，C_2 改善输出的瞬态特性，C_3 起滤波作用，滤除 R_P 两端的纹波电压。若 U_i 为 39 V，$R = 120\ \Omega$，$R_P = 0 \sim 3.5$ kΩ，输出电压 U_o 在 $1.25 \sim 37$ V 范围内连续可调。

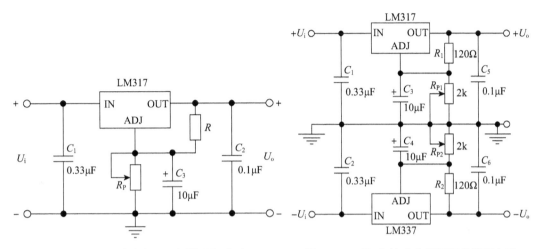

图 4-22 正输出电压可调的稳压电路　　图 4-23 正、负输出电压可调的稳压电路

由 CW317 和 CW337 构成的正、负输出电压可调稳压电路（图 4-23）。当电路输入电压 U_i 分别为 ± 25 V 时，输出电压 U_o 的调节范围为 $\pm(1.25 \sim 22)$ V。

三端集成稳压器使用时要保证输入、输出之间有 $2 \sim 3$ V 的电压差，以 LM7805 为例，该三端稳压器的输出电压是 5 V，则输入电压应大于 7 V。输出电流较大时，要配置散热器。

二、电压转换电路

提供给假肢控制电路的电源电压通常为 ± 5 V。正 5 V 输入转换为负 5 V 输出电路（图 4-24）。（图 4-24）中 MAX660 是电荷泵反极性开关集成稳压器，C_1、C_2 取 $100\ \mu$F，稳压电路的稳压特性符合大多数控制电路要求。

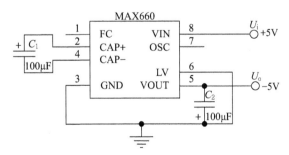

图 4-24 正 5 V 输入转换为负 5 V 输出电路

第五章　表面肌电检测及信号处理

第一节　表面肌电与检测电极

表面肌电指从皮肤表面获取的肌电,它是多个运动单位活动时产生的肌电变化在时间和空间上叠加的结果。表面肌电具有多样性、非线性、微弱性等特征。银-氯化银材质的表面电极具有半电池电位稳定、极化电压小、噪声低等优点,常用于检测表面肌电,将人体电化学活动而产生的离子电流转换成电子测量系统的电子电流。

一、肌电基本特征及参数

(一) 肌电的基本特征

肌电为人体诸多生物电中的一种。肌电的特征主要表现在多样性、非线性及微弱性等方面。

1. 多样性

肌电的多样性与多种因素影响有关,体内生化因素、生理因素等的改变都会导致肌电变化。(图5-1)为一些肌电波形,其中图5-1 (a) 为一个运动单元电位波形;图5-1(b)为肌肉受损愈合后,重新获得神经支配的运动单元电位波形;图5-1(c) 为肌纤维群同步兴奋受到破坏时,肌电异常波形;图5-1(d) 为帕金森综合征出现的群发电位波形;图5-1(e) 为重症肌无力病人出现的肌电渐减波形;图5-1(f) 为运动神经元损伤或变性,失去神经支配时出现的纤颤电位波形。

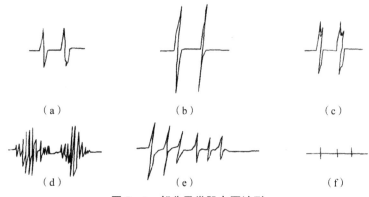

图5-1　部分异常肌电图波形

2. 非线性

肌电的非线性与人体的生理、心理、生化参数、人体所处环境等相关,体内、体外因素共同作用导致了肌电的多种非线性,如幅值非线性、周期非线性等。除上述的非线性因素外,微弱信号放大器、信号转换器件本身的非线性也给肌电造成外在的非线性影响。某一时段的非线性肌电波形(图 5 - 2)。

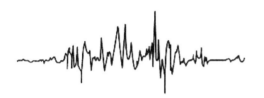

图 5 - 2　非线性肌电波形

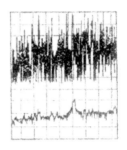

图 5 - 3　肌电信号及其被噪声淹没波形

3. 微弱性

肌电相当微弱,检测时甚至会被噪声信号淹没,使真正有用的肌电信号难以辨识。(图 5 - 3)上部为夹杂在噪声里难以判别的信号波形,下部为经过去噪声处理后得到的有用信号波形。

(二) 肌电参数

1. 频率

肌电信号的频率范围大约为 10～1 500 Hz。

一般有用的肌电信号频率分分布在 20～500 Hz,其中主要能量集中在 50～150 Hz。

2. 幅值

肌电信号的幅值范围大约为 15～1 800 μV。

二、表面肌电

表面肌电指从皮肤表面获取的肌电。一个 α 运动神经元及其所支配的全部肌纤维构成的功能单位称为运动单位。每个运动单位包括数条至数百条肌纤维。一块肌肉可能有几百个 α 运动神经元在支配。运动神经元冲动时会引发其支配的所有肌纤维出现兴奋,肌纤维兴奋过程包括肌电的变化及肌纤维的收缩。中枢神经系统通过调节参与肌肉运动的运动神经元数量及运动神经元冲动频率等来控制肌肉运动程度,表面电极所触及的皮肤表面肌电是多个运动单位活动时产生的肌电变化在时间和空间上叠加的结果,其变化与参与活动的运动单位数量、运动单位肌电活动频率、动作电位传导速度、运动单位活动同步化程度、运动单位募集方式、电极放置位置和体温变化等因素有关。运动单位募集指肌肉活动过程中不同类型运动单位参与肌肉的次序和程度。肌肉收缩产生的力小,募集的运动单位数量少;产生的力大,募集的运动单位数量多。不同频率的多个运动单位叠加的肌电信号如图5-4所示。

三、皮肤的电阻抗

从人体表面获取肌电需经过皮肤,皮肤可分为表皮、真皮、皮下组织三部分。皮肤电阻基本上集中在表皮,表皮中角质层的电阻最大,真皮与皮下组织的电阻较小。减小皮肤电阻较常用方法是在皮肤表面涂上导电膏。角质层中主要是死亡细胞,当表面电极通过导电膏和皮肤接触时,角质层可起到离子半透膜的作用,即导电膏中有些体积较大的离子无法通过角质层,结果在角质层两

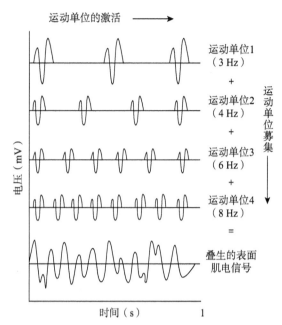

图 5-4 不同频率的多个运动单位叠加的肌电信号

边就会产生由于离子浓度不同而引起的电位差,即浓差电动势(跨膜电位)。导电膏与皮肤接触时的等效电路模型(图5-5),图中 E_i 为浓差电动势(跨膜电位),C_i 为导电膏与皮肤形成的电容,R_i 为该电容的漏电阻,R 为皮肤其他组织的电阻。

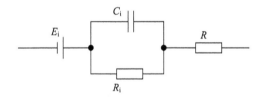

图 5-5 导电膏与皮肤接触时的等效电路模型

(图5-5)中 R_i 的作用在较高频率时可忽略,故等效电路的阻抗为

$$|Z| = \sqrt{R^2 + \frac{1}{(2\pi f C_i)^2}} \tag{5-1}$$

式(5-1)中电阻 R 不随频率变化,电容 C_i 的容抗 $\frac{1}{2\pi f C_i}$ 随频率改变。

四、检测电极

(一) 电极的基本概念

肌电是人体的基本生理现象,肌电的测量要用到电极,电极的作用是把人体电化学活动而产生的离子电流转换成电子检测系统的电子电流。电流在人体内靠离子传导,在

皮肤和电极接触界面(含导电膏)上则是将离子电流变成电子电流或将电子电流变成离子电流,从而使人体和电子测量系统构成电流回路。检测电极划分为宏电极和微电极,宏电极又分体表电极和体内电极。假肢肌电控制系统中所用肌电传感器的电极为体表电极(表面电极)。

(二) 电极的电化学基础

在皮肤表面测量肌电时,电极总是与电解质溶液(导电膏、汗水等)接触,形成电极与电解质溶液界面。由电化学的知识可知,当金属放入水溶液时,因极性水分子的作用,金属离子离开金属而进入水中,在金属上留下相应数量的自由电子,金属呈负电。进入水中的正离子和带负电的金属彼此吸引的结果,使大多数正离子分布在靠近金属的水层中,使金属离子进一步水化的趋势受到抑制。相反,已溶入水中的金属离子也可以从溶液沉积到金属的表面上。最终,当金属上离子的溶解速度和水中金属离子向金属沉积速度相等时,达到一种动态平衡。此时金属与水溶液之间形成电荷分布——双电层,产生一定的电位差。金属不仅在纯水中产生电位差,就是浸入含有该金属的盐溶液中也发生相同的作用。因为溶液中已经存在有该金属的离子,所以离子从溶液中沉积到金属上的过程加快,因而使金属在另一电势下建立平衡。如果金属的离子很容易进入溶液,则金属带负电;如果金属的离子不容易进入溶液,溶液中已存在的正离子起初向金属沉积的速度可能超过了正离子由金属进入溶液的速度,因而可使金属带正电荷。金属与溶液间电位差的大小和符号,取决于金属的种类和原来存在于溶液中的金属离子的浓度等。金属与溶液之间的界面的电位差称为电极电位。其理论值由能斯特(Nernst)公式给出:

$$E = E^0 + \frac{RT}{nF} \ln \frac{C}{K} \tag{5-2}$$

式中,R 为摩尔气体常数;T 为热力学温度;F 为法拉第常数;n 为金属离子价数;C 为金属离子的有效浓度;K 为一个与金属特性有关的常数;E^0 为标准电极电位,是指常温下该电极在单位浓度的电极电位。

当金属离子的有效浓度 $C = 1 \text{ mol/L}$ 的特殊情况下,电极电位为

$$E^0 = -2 \times 10^{-4} \frac{T}{n} \lg K \tag{5-3}$$

E^0 是金属浸在含有该金属离子有效浓度为 1 mol/L 的溶液中达到平衡时的电极电位,称为这种金属的标准电极电位。几种常用电极材料在 25℃ 时标准电极电位 E^0 见表 5-1 所示。

表 5-1 几种常用电极材料在 25℃ 时的标准电极电位 E^0

电极反应	E^0/V	电极反应	E^0/V
$Al \rightleftharpoons Al^{3+} + 3e^-$	-1.706	$H_2 \rightleftharpoons 2H^+ + 2e^-$	规定为 0.000
$Zn \rightleftharpoons Zn^{2+} + 2e^-$	-0.763	$Ag + Cl^- \rightleftharpoons AgCl + e^-$	$+0.223$
$Fe \rightleftharpoons Fe^{2+} + 2e^-$	-0.409	$Cu \rightleftharpoons Cu^{2+} + 2e^-$	$+0.340$
$Pb \rightleftharpoons Pb^{2+} + 2e^-$	-0.126	$Ag \rightleftharpoons Ag^+ + e^-$	$+0.799$

室温下电极电位的简化表示,即

$$E = E^0 + \frac{0.0591}{n} \lg \frac{C}{K} \tag{5-4}$$

Nernst 公式所确定的电极电位与溶液中金属离子浓度的关系是电极测量的原理。

(三)电极特性及换能的基本原理

1. 半电池电位

当金属放入含有另外一种离子的电解质溶液中时,因极性溶液分解的作用,金属离子离开金属进入溶液,在金属上留下相应数量的自由电子,金属表面呈负电。但是,进入溶液中的金属正离子和带负电的金属又相互吸引,结果使大多数金属离子分布在靠近金属片的溶液层中,形成电荷分布——双电层,并建立起一个平衡的电位差(图5-6)。此时,使金属进一步电解的趋势受到抑制,最终使金属上的离子的溶解速度和溶液中的金属离子向金属片沉积的速度达到相等,出现相对稳定,在金属与溶液之间形成稳定的电荷分布——双电层,产生相对稳定的电位差。对某种金属电解液来说,这种电位差是一个完全确定的值,组合成如同半个电解液电池。故该电位也称为半电池电位。国际上规定,氢电极的半电池电位为零,当被测电极与氢电极置于同一溶液中,两个电极的电位差就是被测电极的半电池电位。表5-2中给出了几种常见电极材料的半电池电位。

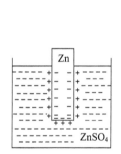
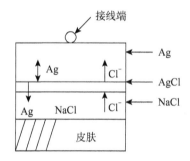

图5-6 双电层

表5-2 常用材料的半电池电位

材料	半电池电位/V	材料	半电池电位/V
铝(Al^{3+})	−1.66	铜(Cu^{2+})	+0.34
锌(Zn^{2+})	−0.67	银(Ag^+)	+0.80
铁(Fe^{2+})	−0.44	铂(Pt^{2+})	+0.86
铅(Pb^{2+})	−0.126	金(Au^{2+})	+1.50
氢(H^+)	0	氯化银(AgCl)	+0.223

2. 电极的极化和电极电位

当有电流流过电极的电解质溶液时,电极会产生极化现象并产生极化电位。半电池电位与极化电位的总和电位称为电极电位。电极电位往往比待测肌电大得多,而且是一个变化的量,影响肌电的测量。为了有效检测肌电,应尽量使电极电位稳定并尽量降低其数值。

银-氯化银(Ag-AgCl)电极对于生物体组织具有非常小而稳定的半电池电位,只有微小的极化电位。因此,称为不可极化电极,常用作肌电测量电极。

3. 跨膜电位

在不同电解质溶液之间的界面上以及同一电解质而浓度不同的两溶液之间的界面上会产生电位,产生电位的原因在于溶液中离子的扩散速度不同。在界面上和溶液间半透膜的两侧形成双电层而产生的电位称为跨膜电位。

4. 电极的电性能与等效电路

电极-电解质溶液界面的伏-安特性呈非线性,也就是说电极类似一个非线性元件。电极等效电路模型可用并联的 RC 电路接一个半电池电位来表达(图 5-7)。

图中,C_H 表示双电层的等效电容,R_t 表示漏电电阻,E_C 表示半电池电位。信号为高频率时,电极阻抗较低,信号为低频率时,电极阻抗较高。

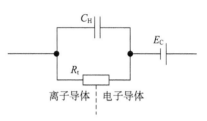

图 5-7　电极等效电路模型

(四) Ag-AgCl 电极电位稳定的原理

Ag-AgCl 电极由纯银及其表面上的氯化银多孔层构成。将电极浸入含有 Cl^- 离子的溶液,形成 $Ag/AgCl/Cl^-$ 界面。它有两个相界面,一个是金属 Ag 与其难溶盐 AgCl 界面,另一是难溶盐与氯离子界面,使得电极金属银不直接与溶液中的 Cl^- 建立平衡。Ag-AgCl 电极的性能由两个化学反应决定。

1. 电极表面的银原子氧化成界面附近的溶液中的银离子

$$Ag \xrightleftharpoons{\text{(电极反应)}} Ag^+ + e^- \tag{5-5}$$

2. Ag^+ 与 Cl^- 结合生成 AgCl

$$Ag^+ + Cl^- \rightleftharpoons AgCl \downarrow \quad \text{(沉淀溶解反应)} \tag{5-6}$$

由于 AgCl 是难溶盐,因此大部分从溶液中析出沉积在电极表面,其溶度积 K_{SP} 是一常数

$$K_{SP} = (\alpha_{Cl^-})(\alpha_{Ag^+}) = 常数 \tag{5-7}$$

由第一步电极反应有平衡电位

$$E_{Ag/AgCl} = E^0{}_{Ag} + \frac{RT}{F}\ln\alpha_{Ag^+} \tag{5-8}$$

将第二步难溶电解质平衡式代入,得

$$E_{Ag/AgCl} = E^0{}_{Ag} + \frac{RT}{F}\ln\frac{K_{SP}}{\alpha_{Cl^-}} = E^0{}_{Ag} + \frac{RT}{F}\ln K_{SP} - \frac{RT}{F}\ln\alpha_{Cl^-} \tag{5-9}$$

即当表面有氯化银多孔层的银电极浸在含有氯离子的溶液中,其平衡电位的变化主要由氯离子活度 α_{Cl^-} 决定。如果保持 α_{Cl^-} 不变,则 $E_{Ag/AgCl}$ 稳定。可把浸在 Cl^- 溶液中的 Ag-AgCl 电极的电极反应写成

$$Ag + Cl^- \Longrightarrow AgCl\downarrow + e^- \tag{5-10}$$

$$则 \; E_{Ag/AgCl} = E^0{}_{Ag/AgCl} - \frac{RT}{F}\ln\alpha_{Cl^-} \tag{5-11}$$

Ag-AgCl 电极具有半电池电位稳定、极化电压小、噪声低等优点,它是非极化电极,常用来作为生物电检测电极。

(五) 表面电极肌电检测及其等效电路模型

表面电极检测肌电时,在电极与皮肤间加有导电膏,因此将有两个界面存在。表面电极肌电检测及其等效电路模型(图 5 - 8)。

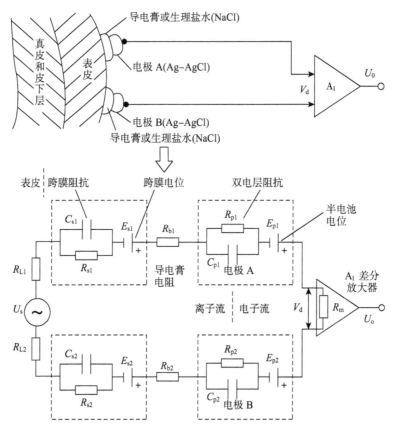

图 5 - 8 双电极表面肌电检测等效电路模型

(图 5 - 8)中,一个是导电膏与皮肤间的界面,另一个是电极与导电膏之间的界面。皮肤的外层(角质层)可看作是对离子的半透膜形成的跨膜电位,跨膜阻抗以 C_s 与 R_s 表示,皮肤下面的真皮和皮下层呈现纯电阻特性。

表面肌电检测电极大体分为两类,一类为无凝胶的平行杆型电极,假肢控制系统较常用的无凝胶三平行杆表面肌电检测电极(图 5 - 9),图中 a、b、c 电极材料为 Ag-AgCl。a、b、c 电极与电子电路的连接请见图 5 - 16,该类电极可反复使用。另一类为有凝胶表面肌电检测电极(图 5 - 10),用于肌电检测仪、无线肌电传感器等,该类电极为一次性使用电极。

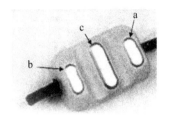 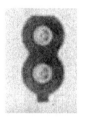

图 5 - 9　无凝胶表面肌电检测电极　　　　图 5 - 10　有凝胶表面肌电检测电极

第二节　微弱信号放大

表面肌电幅值在几十至几百微伏范围,肌电信号源的内阻在几十至几百千欧范围。表面肌电微弱信号的前置放大需要着重考虑高输入阻抗、高共模抑制比、低噪声等问题。

一、高输入阻抗

肌电信号是一种高内阻的微弱信号,其阻抗不仅因人而异、因生理状态而异,而且还与电极的安放位置、电极本身的物理状况都有密切关系。降低高输入阻抗影响的较好办法是采用高输入阻抗的放大器。图 5 - 11 所示为包括电极在内的信号源和差动放大器输入回路的等效电路。

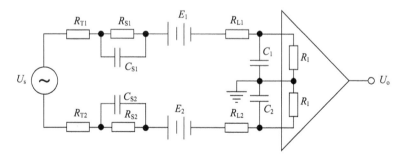

图 5 - 11　信号源和差动放大器输入回路等效电路

图中：R_{T1}、R_{T2} 为人体电阻；R_{S1}、R_{S2} 为电极与皮肤接触电阻；C_{S1}、C_{S2} 为电极与皮肤之间分布电容；E_1、E_2 为电极极化电位；C_1、C_2 为导线对地电容；R_{L1}、R_{L2} 为导线和放大器输入保护电阻；R_I 为放大器输入电阻。

将图5-11化简为图5-12,其中[图5-12(a)]为差模输入等效电路,[图5-12(b)]为共模输入等效电路。

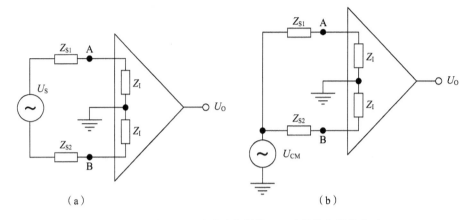

图5-12   信号源和差动放大器输入回路的简化等效电路

其中
$$Z_{S1} = R_{T1} + \frac{R_{S1}}{1 + j\omega R_{S1} C_{S1}} + R_{L1} \approx R_{T1} + R_{S1} + R_{L1} \tag{5-12}$$

$$Z_{S2} = R_{T2} + \frac{R_{S2}}{1 + j\omega R_{S2} C_{S2}} + R_{L2} \approx R_{T2} + R_{S2} + R_{L2} \tag{5-13}$$

若放大器放大差模信号,差模增益为A_d,输出电压为U_O,设$Z_{S1} = Z_{S2} = Z_S$,由[图5-12(a)]可得

$$U_O = U_S \frac{Z_I}{Z_S + Z_I} A_d \tag{5-14}$$

令
$$A'_d = A_d \frac{Z_I}{Z_S + Z_I} \tag{5-15}$$

则
$$A'_d = \frac{U_O}{U_S} \tag{5-16}$$

A'_d为对肌电信号U_S的增益,也称差模增益,如果$Z_I \gg Z_S$,差模增益近似等于放大器增益,$A'_d = A_d$。

如果Z_S的值在$2 \sim 150\ \text{k}\Omega$之间变化,在$Z_I = 1\ \text{M}\Omega$时,得到$A'_d$的不稳定性变动$\Delta A'_d / A_d$为12.8%;而在$Z_I = 5\ \text{M}\Omega$时,$A'_d$的不稳定性变动下降为2.8%。放大器输入阻抗越高,测量不稳定性越小。

通常用于表面肌电测量的放大器输入阻抗要大于$100\ \text{M}\Omega$、共模抑制比要大于$100\ \text{dB}$,频带要求$5\ \text{Hz} \sim 1\ 800\ \text{Hz}$。

二、高共模抑制比

人体所携带的干扰信号幅值远超过肌电信号幅值,从强干扰信号中提取肌电信号必须选用具有高共模抑制能力的放大器。共模抑制比(CMRR)是肌电放大器的主要参数指标。肌电放大器共模抑制比的定义是其差模增益 A_d 和共模增益 A_c 的比,即

$$CMRR = 20\lg(A_d/A_c)\ (\text{dB}) \tag{5-17}$$

可见,减少共模增益则可以提高系统的共模抑制比。肌电放大器的共模抑制比一般要求为 80～100 dB。所谓 100 dB 是指放大器对于 10 mV 的共模干扰和 0.1 μV 的差模肌电信号具有相同的输出。在进行表面肌电检测时,共模抑制比是一个十分重要的指标。

在放大器通过两个电极提取肌电信号时,存在源阻抗 Z_{S1} 和 Z_{S2} 不完全相等的情况。例如,其数值大小受到人体汗液情况、皮肤清洁程度影响;受到两个电极处皮肤接触电阻不平衡影响。这种不平衡造成放大器的输入共模干扰向差模干扰转化,从而使共模干扰以差模形式输出。这种转化使得放大器本身具有的高共模抑制能力将无济于事。提高放大器的输入阻抗 Z_I,可减小这一转化的影响。[图 5-12(b)]共模输入等效电路中,设 U_{CM} 为共模干扰电压,则放大器输入端 A、B 两点的电压分别为

$$U_A = U_{CM}\frac{Z_I}{Z_I + Z_{S1}} \tag{5-18}$$

$$U_B = U_{CM}\frac{Z_I}{Z_I + Z_{S2}} \tag{5-19}$$

由于输入端源阻抗的不平衡造成共模电压转化为差模电压 $(U_A - U_B)$,则

$$U_A - U_B = U_{CM}Z_I\left(\frac{1}{Z_I + Z_{S1}} - \frac{1}{Z_I + Z_{S2}}\right) \tag{5-20}$$

通常 $Z_I \gg Z_{S1}$、$Z_I \gg Z_{S2}$ 的条件下,

$$U_A - U_B \approx U_{CM}\frac{Z_{S2} - Z_{S1}}{Z_I} = \frac{\Delta Z_S}{Z_I}U_{CM} \tag{5-21}$$

输出端的共模电压为

$$(U_A - U_B)A_d = \frac{\Delta Z_S}{Z_I}U_{CM}A_d \tag{5-22}$$

共模增益为

$$A_c = \frac{\dfrac{\Delta Z_S}{Z_I}U_{CM}A_d}{U_{CM}} = \frac{\Delta Z_S}{Z_I}A_d \tag{5-23}$$

共模抑制比为

$$CMRR = \frac{A_d}{A_c} = \frac{Z_I}{\Delta Z_S} \tag{5-24}$$

如果 Z_{S1} 和 Z_{S2} 相差 5 kΩ,而放大器输入阻抗为 5 MΩ,则 $CMRR = 1\,000$(60 dB)。

由上式可见：放大器输入源电阻的对称性对共模抑制比有影响，如果要求提高共模抑制比，必须增加输入阻抗。

三、低噪声

对于幅度仅在几十至几百微伏的肌电信号，放大器前置级的低噪声要求尤为重要。前置级噪声属于源头类噪声，源头噪声随着逐级放大后有可能对有用信号造成严重影响，所以为了获得一定信噪比的输出信号，对放大器前置级的低噪声性能有严格的要求。放大器前置级低噪声性能主要取决于前置级器件的正确选择及其增益的适当分配。

四、微弱信号放大器

（一）同相并联差动放大电路

肌电信号相当微弱，而且还不可避免受到共模干扰。肌电微弱信号放大电路大多采用同相并联差动放大电路结构（图 5-13），这种电路由两级电路组成，第一级是同相并联放大器，由 A_1 与 A_2 组成；第二级是差动放大电路，由 A_3 组成，具有共模抑制能力。图 5-13 中同相并联差动放大电路的第一级采用 OP-27 高输入阻抗、低噪声运算放大器，两个运算放大器组成高输入阻抗的同相并联放大级。A_3 为差动放大电路，作为同相并联差动放大电路的第二级。为便于对同相并联差动放大电路的共模抑制能力进行讨论，现将图 5-13 中的主要部分进行提取，提取后的同相并联差动放大电路如图 5-14 所示。

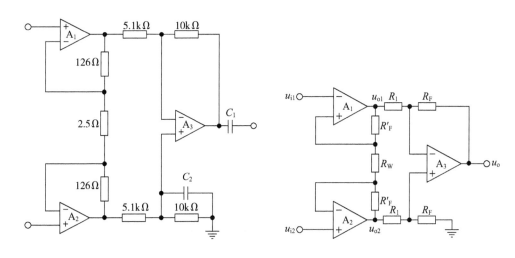

图 5-13　同相并联差动放大电路　　　　图 5-14　同相并联差动放大电路简图

1. 同相并联差动放大电路的差模增益

设差动输入 $u_{id} = u_{i2} - u_{i1}$，第一级输出分别为 u_{o1} 和 u_{o2}，根据 A_1、A_2 的理想特性，

R'_F 与 R_W 中的电流相等,得

$$\frac{u_{o2} - u_{i2}}{R'_F} = \frac{u_{i2} - u_{i1}}{R_W} = \frac{u_{i1} - u_{o1}}{R'_F} \tag{5-25}$$

整理得

$$u_{o2} = (1 + \frac{R'_F}{R_W})u_{i2} - \frac{R'_F}{R_W}u_{i1} \tag{5-26}$$

$$-u_{o1} = \frac{R'_F}{R_W}u_{i2} - (1 + \frac{R'_F}{R_W})u_{i1} \tag{5-27}$$

将 u_{o2} 与 $-u_{o1}$ 相加,得第一级放大的输出电压

$$u'_o = u_{o2} - u_{o1} = (1 + \frac{2R'_F}{R_W})(u_{i2} - u_{i1}) \tag{5-28}$$

则第一级差模电压增益

$$A_{d1} = 1 + \frac{2R'_F}{R_W} \tag{5-29}$$

差动放大级增益 $A_{d2} = R_F/R_1$,则两级放大电路的差模增益为

$$A_d = A_{d1}A_{d2} = (1 + \frac{2R'_F}{R_W})\frac{R_F}{R_1} \tag{5-30}$$

2. 第一级共模抑制比

在式(5-28)中,没有共模电压成分。这是因为第一级为同相并联的结构,具有完全对称形式,两个电阻 R'_F 容易做到对称平衡。差模输入信号在 R_W 上产生的差动电压决定了整个电路的工作电流,共模输入信号在 R_W 上的共模电压对此电流毫无影响,即第一级的输出 u_{o1}、u_{o2} 在 R_W 上不产生共模电流。

第一级同相并联放大电路的共模抑制比 CMRR 仅取决于两个运算放大器 A_1、A_2 本身,即取决于两个运算放大器 A_1、A_2 本身各自共模抑制比的差异。第一级电路的共模抑制比记 $CMRR_{12}$。设 A_1、A_2 器件共模抑制比分别为 $CMRR_1$、$CMRR_2$,而且均为有限值,则共模输入电压 u_{ic} 使 A_1 在其输入端存在共模误差电压为 $u_{ic}/CMRR_1$,使 A_2 在其输入端存在共模误差电压为 $u_{ic}/CMRR_2$。因而在第一级输出端存在共模误差的输出电压为

$$u_{oc12} = (\frac{u_{ic}}{CMRR_2} - \frac{u_{ic}}{CMRR_1})A_{d1} \tag{5-31}$$

而

$$A_{c1} = \frac{u_{oc12}}{u_{ic}} = (\frac{1}{CMRR_2} - \frac{1}{CMRR_1})A_{d1} \tag{5-32}$$

定义第一级电路的共模抑制比为 $CMRR_{12}$，则

$$CMRR_{12} = \frac{A_{d1}}{A_{c1}} = \frac{1}{\dfrac{1}{CMRR_2} - \dfrac{1}{CMRR_1}} = \frac{CMRR_1 \times CMRR_2}{CMRR_1 - CMRR_2} \qquad (5-33)$$

由此可见，第一级放大电路共模抑制能力取决于运算放大器件 A_1 和 A_2 本身共模抑制比的差异。为使第一级放大电路获得高共模抑制比，A_1、A_2 器件本身的 $CMRR_1$ 和 $CMRR_2$ 的值是否高并不重要，重要的是它们的对称性和一致性。如果严格挑选 A_1 和 A_2，使其共模抑制比分别为 90 dB 和 80 dB，则第一级放大电路 $CMRR_{12}$ 为 83.3 dB。若 A_1、A_2 器件本身的 $CMRR_1$ 和 $CMRR_2$ 足够接近，实现第一级放大电路高共模抑制比并不困难，一般可达到 100 dB 以上。

3. 两级总共模抑制比

同相并联差动放大电路由两级组成。第一级依靠 A_1、A_2 的对称结构，使第一级共模电压不能向差模电压转化，但是只看 A_1、A_2 的输出端，它们仍存在与输入端相同的共模电压。而且共模电压在 A_1、A_2 输出端占用一定工作电压范围，致使差动信号有效工作电压范围变小。消除共模电压的方法是在 A_1、A_2 同相并联放大电路后边接入一级差动放大电路，构成两级结构的同相并联差动放大电路。对于差动放大级，其差动增益为 $A_{d2} = R_F/R_1$（见第四章第二节相关部分），共模抑制比 $CMRR_3$ 由外接电阻失配引起的 $CMRR_R$ 和 A_3 器件本身 $CMRR_D$ 两部分组成。

$$CMRR_3 = \frac{A_{d2}}{A_{c2}} = \frac{CMRR_D \times CMRR_R}{CMRR_D + CMRR_R} \qquad (5-34)$$

两级放大电路的共模抑制比，是由两级产生的共模误差决定。第一、第二级各自的共模抑制比有限，共同造成了整个放大电路的共模输出电压，应用叠加原理，两级放大电路总的共模输出为

$$u_{oc} = \frac{u_{ic}}{CMRR_{12}}A_d + \frac{u_{ic}}{CMRR_3}A_{d2} \qquad (5-35)$$

式中，第一项为同相并联级对共模输出的贡献，第二项为差动级对共模输出的贡献。由此得到共模增益

$$A_c = \frac{u_{oc}}{u_{ic}} = \left(\frac{1}{CMRR_{12}} + \frac{1}{CMRR_3} \times \frac{1}{A_{d1}} \right)A_d \qquad (5-36)$$

所以，两级放大电路总的共模抑制比为

$$CMRR = \frac{A_d}{A_c} = \frac{A_{d1}CMRR_{12} \times CMRR_3}{A_{d1}CMRR_3 + CMRR_{12}} \qquad (5-37)$$

式中，$CMRR_{12}$ 由式（5-33）确定；$CMRR_3$ 由式（5-34）所确定。同相并联差动放大电路构成肌电放大器前置级时，要严格挑选 A_1、A_2 器件，要求 $CMRR_1$ 和 $CMRR_2$ 参数的一致性，使

$$CMRR_{12} \gg A_{d1}CMRR_3 \qquad (5-38)$$

这样式(5-37)可近似为

$$CMRR \approx A_{d1}CMRR_3 \qquad (5-39)$$

差动放大级的共模抑制比 $CMRR_3$ 与电阻 R_F、R_1 的匹配误差、放大器的闭环差动增益及 A_3 器件的共模抑制比相关。两级放大电路的总共模抑制比主要取决于第一级的差模增益和第二级的共模抑制能力。

图 5-13 采用三个高输入阻抗、低噪声运算放大器构成同相并联差动放大电路时，A_1、A_2 的共模抑制比的对称程度，A_3 的共模抑制比是否足够大，电阻的精度等级是否高，第一级与第二级的增益分配是否合理等，都会影响同相并联差动放大电路的性能。受上述因素影响，图 5-13 电路的共模抑制不易做得很高。实际应用中较多采用集成化的同相并联差动放大器件，即在一片半导体芯片上制造出具有同相并联差动放大功能的器件(通常称为仪表放大器)。

(二) AD620 仪表放大器

AD620 仪表放大器是一种集成器件。拥有优化的设计及先进的集成器件制造工艺，相当好地克服了由三个运算放大器构建同相并联差动放大电路时所存在的问题。AD620 仪表放大器广泛地用于生物电检测。AD620 仪表放大器的内部结构如图 5-15 所示。

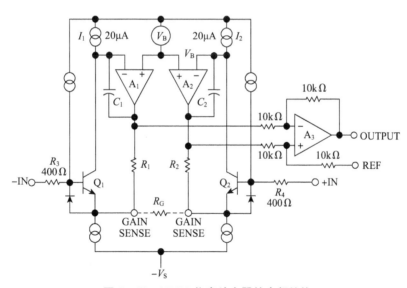

图 5-15　AD620 仪表放大器的内部结构

AD620 采用经典的三运放改进设计。输入晶体管 Q_1，Q_2 提供高精度差分双极性输入。电路增益(Gain)为

$$Gain = 1 + \frac{R_1 + R_2}{R_G} \qquad (5-40)$$

式中，R_G 为外接增益调节电阻，R_1、R_2 为芯片内固定增益电阻，其值均为 24.7 kΩ。

第三节 肌电检测与信号处理

微弱的肌电中除有运动想象成分外,还不可避免地存在 50 Hz 交流电干扰、低频和高频干扰成分。微弱肌电经表面电极进行肌电检测后需要通过前置放大、高通滤波及放大、50 Hz 陷波、低通滤波及放大和全波整流与低通滤波等电路进行信号处理,尽可能消除微弱肌电中的干扰成分,并将微弱肌电中的运动想象成分处理成符合单片机数据处理要求的信号。

一、肌电检测与信号处理电路

肌电检测与信号处理电路(图 5 - 16)包含表面电极、前置放大、高通滤波及放大、50 Hz 陷波、低通滤波及放大、全波整流与低通滤波和阻抗转换电路。表面电极及前置放大用于肌电信号检测;高通滤波及放大、50 Hz 陷波、低通滤波及放大和全波整流与低通滤波等用于信号处理。50 Hz 陷波电路前、后的阻抗转换电路的功能是减小前级电路与后级电路对其陷波特性的影响,使 50 Hz 陷波电路具有比较好的陷波特性。

二、表面电极

表面电极的作用是把人体电化学活动而产生的离子电流转换成电子检测系统的电子电流。表面电极的材质、形状、面积及电极与电极之间位置分布都对表面肌电检测有着不同程度的影响。通常表面电极为三平行杆形(见图 5 - 9),常用材质为银-氯化银。

前臂肌电控制假肢的表面电极要放置于肌电变化最大的屈肌与伸肌部位,以利于控制系统对假肢的控制。

三、前置放大

前置放大的电路(图 5 - 17),其主要功能有三个:其一,将高阻抗信号在幅值几乎不衰减的情况下变换为低阻抗信号;其二,通过仪器放大器放大差模信号抑制共模信号;其三,对双端输入的差模信号进行放大后,由仪器放大器进行单端输出。前置放大级的基本指标:输入阻抗要大于 100 MΩ、共模抑制比要大于 100 dB,频带要求 5～1 800 Hz。

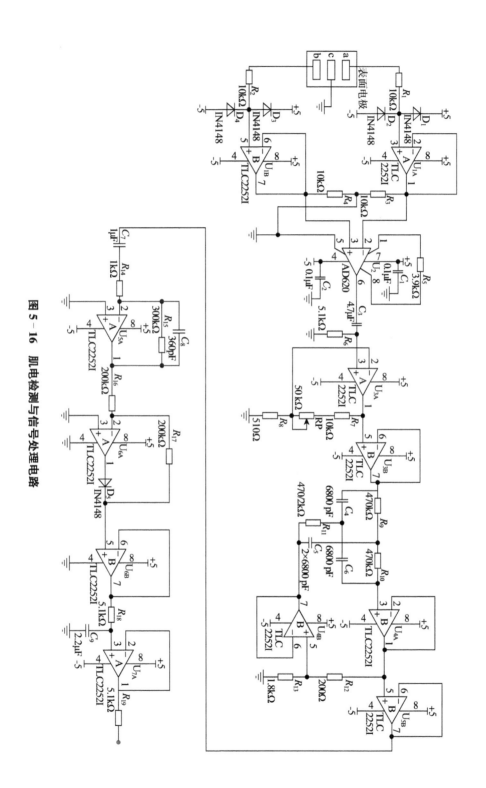

图 5-16　肌电检测与信号处理电路

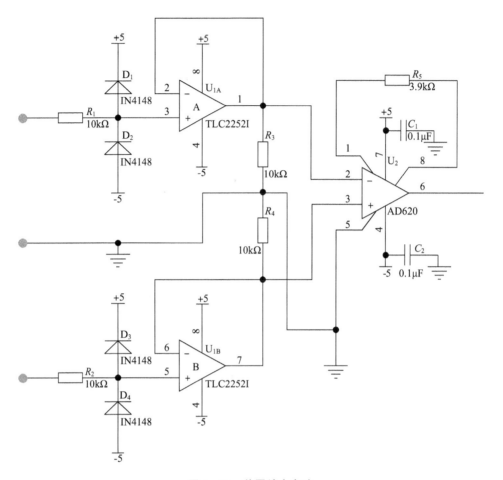

图 5-17　前置放大电路

前置放大电路由一片 TLC2252I 双集成运算放大器及一片 AD620 仪器放大器构成。TLC2252I 双集成运算放大器的输入级采用场效应管结构,其输入阻抗为 10^{12} Ω。TLC2252I 中的两个集成运算放大器连接成电压跟随电路构成前置放大电路缓冲级,其增益为 1。电压跟随电路高输入的阻抗使其对几百千欧至兆欧级的表面肌电信号幅值的影响可以忽略。R_1 与 R_2 既是缓冲级集成运算放大器 U_{1A}、U_{1B} 的输入的限流电阻,也是 D_1、D_2 及 D_3、D_4 的限流电阻。D_1、D_2 及 D_3、D_4 使集成运算放大器 U_{1A}、U_{1B} 输入的极限电压限制在 ±5.6V 的范围内。R_3 与 R_4 为集成运算放大器 U_{1A}、U_{1B} 的负载电阻。

AD620 构成前置放大电路的第二级,当连接于 AD620 引脚 1 与引脚 8 的 R_5 电阻为 3.9kΩ 时,根据式(5-40)求出第二级增益为

$$Gain = 1 + \frac{49.4 \text{ kΩ}}{3.9 \text{ kΩ}} = 13.7$$

前置放大电路的增益是缓冲级增益 1 与第二级增益 13.7 的乘积,为 13.7。

四、高通滤波及放大

表面肌电的频率范围约为 $10 \sim 1\,500\,\text{Hz}$ ，那些低于 $10\,\text{Hz}$ 的信号被视为干扰信号。高通滤波及放大电路的主要功能是对来自前置放大级信号中低于 $10\,\text{Hz}$ 频率部分进行衰减，让高于 $10\,\text{Hz}$ 频率部分得以放大。高通滤波及放大电路见图 5-18。电路由 RC 网络、集成运算放大器 U_{3A}、U_{3B} 等构成，C_3、R_6 及 U_{3A} 等实现高通滤波及放大功能，U_{3B} 实现高通滤波及放大电路与后接 $50\,\text{Hz}$ 陷波器电路之间的阻抗变换功能。

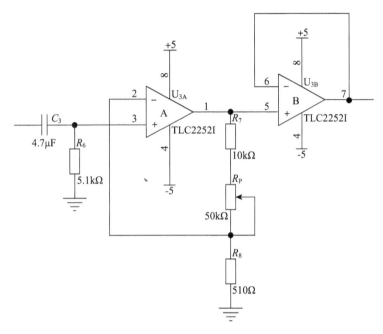

图 5-18　高通滤波及放大电路

根据第四章有源高通滤电路有关内容可知：$\omega_L = \dfrac{1}{RC}$ ，$f_L = \dfrac{\omega_L}{2\pi}$ 为高通滤波下限截止频率，将图 5-18 中 RC 网络器件的 R_6、C_3 数据代入，可得高通滤波下限截止频率

$$f_L \approx 6.6\,\text{Hz}$$

当 $f \gg f_L$ 时，高通滤波及放大电路的增益为

$$|A_u| \approx A_{up} = 1 + \frac{R_7 + (R_{P\,\min} \sim R_{P\,\max})}{R_8} \tag{5-41}$$

将（图 5-18）相关数据代入式（5-41）可得增益：$21 \sim 118$。

当 $f = f_L$ 时,高通滤波及放大电路的增益为 $|A_u| = \frac{1}{\sqrt{2}} A_{up}$,当 $f < f_L$ 时,高通滤波及放大电路的增益明显衰减。高通滤波及放大电路的幅频特性(图5-19)。通过高通滤波及放大电路可将肌电信号中低于 6.6 Hz 的干扰信号大幅衰减,并对高于 6.6Hz 的肌电信号进行放大。

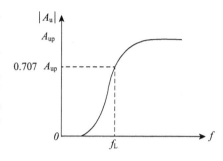

图 5-19 高通滤波幅频特性

五、50 Hz 陷波

50 Hz 的工频干扰几乎无处不在,并对表面肌电检测信号产生严重和破坏性影响,50 Hz 陷波电路的功能是尽可能减小 50 Hz 的工频对肌电检测信号的干扰程度。50 Hz 陷波电路(图5-20)。

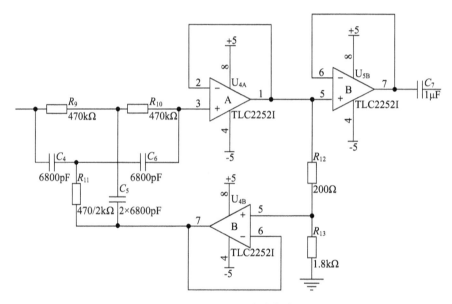

图 5-20 50 Hz 陷波电路

由图(图5-20)可见,50 Hz 陷波电路由双 T 陷波网络、U_{4A} 和 U_{4B} 等组成。U_{5B} 实现 50 Hz 陷波电路与后接低通滤波及放大之间的阻抗变换功能。

双 T 陷波网络中:$R_9 = R_{10} = 470 \text{ k}\Omega$,$R_{11} = \frac{470 \text{ k}\Omega}{2}$,$C_4 = C_6 = 6\ 800 \text{ pF}$,$C_5 = (6\ 800 \times 2) \text{ pF}$,双 T 陷波网络具有选频作用,可阻止某一固定频率通过陷波网络。根据第四章双 T 陷波的式(4-30),即 $f_0 = \frac{1}{2\pi RC}$ 及(图5-20)中的电阻和电容数据,陷波网络阻止通过信号的中心频率 $f_0 = 50 \text{ Hz}$ 。(图5-20)中采用集成运算放大器 U_{4A} 组成有源双 T 网络时,采用正反馈来改善选频作用,反馈回路由 U_{4B} 和两个反馈电阻 $R_{12} =$

$(1-k)R_F$、$R_{13}=kR_F$ 组成,其中系数 k 决定阻带宽度。k 值取得越大,阻带宽度越窄,品质因数 Q 值则越高,陷波特性好,但稳定性会变差。设计时要求双 T 陷波网络的电阻值远大于 R_F。陷波电路的特性参数

$$Q=\frac{1}{4(1-k)} \qquad (5-42)$$

对于 50 Hz 的陷波电路,C 选择为 6 800 pF,计算可得 $R=470$ kΩ。若要求 $Q=2.5$,则 $k=0.9$,为满足 R_F 电阻值远小于双 T 陷波网络的电阻的电阻值,选择 $R_F=2$ kΩ,得 $R_{12}=0.2$ kΩ,$R_{13}=1.8$ kΩ。k 值与陷波特性的关系见图 5-21。双 T 陷波网络中器件的数值误差应尽可能小。

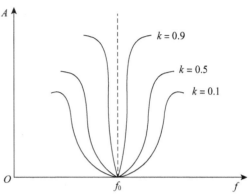

图 5-21　k 值与陷波特性的关系图

六、低通滤波及放大

高通滤波滤去了低于 6.6 Hz 的干扰信号。那些大于 1 500 Hz 干扰信号需要通过低通滤波进行去除。低通滤波及放大电路的主要功能是对大于 1 500 Hz 干扰信号进行衰减,让低于肌电信号频率上限的信号得以放大。低通滤波及放大电路见图 5-22。电路由 RC 网络、集成集成运算放大器 U_{5A} 等构成。

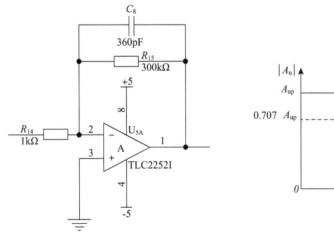

图 5-22　低通滤波及放大电路　　　　图 5-23　低通滤波幅频特性

根据第四章有关内容可知:$\omega_H=\dfrac{1}{RC}$,$f_H=\dfrac{\omega_H}{2\pi}$ 为低通滤波上限截止频率,将图 5-22 中 RC 网络器件的 R_{15}、C_8 数据代入可得低通滤波上限截止频率

$$f_H \approx 1\ 500\ \text{Hz}$$

当 $f \ll f_{\mathrm{H}}$ 时,将 R_{14}、R_{15} 的值代入下式,低通滤波及放大电路的增益为

$$| A_{\mathrm{u}} | \approx A_{\mathrm{up}} = \frac{R_{15}}{R_{14}} = 300$$

当 $f = f_{\mathrm{H}}$ 时,低通滤波及放大电路的增益为 $| A_{\mathrm{u}} | = \frac{1}{\sqrt{2}} A_{\mathrm{up}}$,当 $f > f_{\mathrm{H}}$,低通滤波及放大电路的增益明显衰减。低通滤波及放大电路的幅频特性见图 5 - 23。通过低通滤波及放大电路可放大低于 1 500 Hz 的肌电信号,大幅衰减高于 1 500 Hz 的干扰信号。

七、全波整流与低通滤波

微弱肌电信号经前置放大、高通滤波及放大、50 Hz 陷波、低通滤波及放大的信号处理,将低于 6.6 Hz、高于 1 512 Hz 干扰信号和 50 Hz 工频干扰信号的影响降低到足够小的程度。在低通滤波及放大电路输出端的信号已是相当纯净的、反映运动想象的、有足够大幅值的肌电信号。低通滤波及放大电路输出端的信号属交流信号,由于单片机只能接受直流信号,为此,该信号在至单片机进行数据处理及运算前,需要将大小、方向变化的肌电交流信号处理成大小变化、方向不变化的直流信号。全波整流与低通滤波电路(图 5 - 24)可

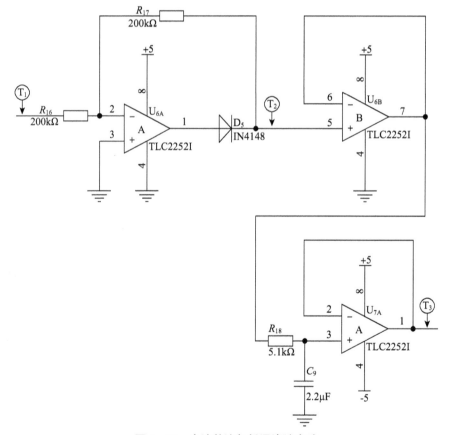

图 5 - 24 全波整流与低通滤波电路

将肌电交流信号处理成直流信号。图 5-24 中，集成运算放大器 U_{6A}、二极管 D_5 及 R_{16}、R_{17} 组成全波整流电路，T_1 点为正信号时，D_5 反相偏置，信号经 R_{16}、R_{17} 在 T_2 点输出；T_1 点为负信号时，经 U_{6A} 反相而成正信号，该信号使 D_5 正相偏置，D_5 导通，信号通过 D_5 在 T_2 点输出，无论输入信号正、负，经全波整流电路处理后，均输出正的含有许多尖峰状的肌电信号。T_2 点信号经 U_{6B} 阻抗转换后至由 U_{7A}、R_{18} 和 C_9 组成的低通滤波电路，经低通滤波电路处理，在 T_3 点输出直流肌电包络信号。全波整流与低通滤波电路 T_1、T_2 和 T_3 点的波形见图 5-25。

肌电信号经表面电极、前置放大、高通滤波及放大、50 Hz 陷波、低通滤波及放大、全波整流与低通滤波等信号处理，可将输入 160 Hz（典型频率）幅度为 15 μV 的肌电信号放大至幅值近 2 V 的直流肌电（包络）信号。

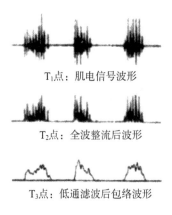

T₁点：肌电信号波形

T₂点：全波整流后波形

T₃点：低通滤波后包络波形

图 5-25　全波整流与低通滤波电路 T_1、T_2 和 T_3 点波形图

第四节　肌电检测的干扰抑制

肌电信号相当微弱，为对微弱肌电信号检测，放大电路需要有足够高的放大倍数，如不采取措施，随着放大倍数增高将导致抗干扰能力变差。肌电信号检测需要处理的基本问题就是既要有对微弱肌电信号进行检测，又要有较强的抗干扰能力。

肌电信号检测中，遇到的最严重的干扰是 50 Hz 工频干扰，其落在肌电信号频带范围之内，50 Hz 干扰几乎是无处不在。人体本身属于电的良导体，而且"目标"大，难以屏蔽，人体所携带的 50 Hz 工频干扰足以淹没微弱的肌电信号。除了 50 Hz 工频干扰外，通常会遇到电场干扰、磁场干扰、高频电磁干扰等。

一、干扰源

（一）电场干扰

电场干扰是通过电容耦合对肌电检测电路产生不良影响，即两个电路之间存在分布电容，使一个电路的电荷影响到另一个电路。在 50 Hz 交流电的环境中，50 Hz 交流电的电场干扰是肌电检测的主要干扰源。由于肌电检测电路中的器件参数不可能完全一致，共模干扰信号之差将以差模信号的形式出现在放大器的输入端，使肌电检测异常。

（二）磁场干扰

磁场干扰是通过互感耦合对肌电检测电路产生不良影响，一个电路的电流变化，会通过磁交链影响另一个电路。交流大电流流过导线会在导线周围产生高强度交变磁场。交变磁场内任何导线环路都会产生感生电势。肌电检测电极盒的引出线若出现折叠或环状缠绕，在遇到交变磁场时就会出现感生电势，感生电势对肌电检测信号有明显的破坏作用。

（三）高频电磁场干扰

大功率高频电磁波及一些工业电气设备工作时所出现高频电磁波对肌电检测电路具有不良影响。肌电检测电极盒中的布线及引出线犹如"天线"，易将高频电磁场干扰引入检测电路中。现今人们广泛使用手机，当手机与肌电检测电极盒距离在 0.5 m 之内，在接受来电的振铃时段，手机产生的电磁干扰足以使抗干扰水平较低的肌电传感器信号输出异常。

各种共模干扰出现差模变化时，都将导致肌电检测结果异常。

二、干扰抑制

（一）电场干扰抑制

50 Hz 工频的电场通过分布电容耦合至肌电检测电路产生的干扰（图 5 - 26），C_1、C_2 为电极引线与电源馈电线之间的分布电容，Z_1、Z_2 阻值为 10 kΩ，Z_G 阻值忽略，放大器输入阻值远远大于 Z_1、Z_2。在 $Z_1 = Z_2$，$C_1 = C_2$ 完全对称条件下，电极引线与电源馈电线分布电容中的位移电流 I_{d1}、I_{d2} 形成的干扰电压在差动放大时将被消去。但是实际上不平衡总是存在，即使两个位移电流相等，而电极接触阻抗通常会存在不平衡，这种不平衡的电压将被差动电路放大，当 50 Hz 干扰信号的幅值远大于肌电信号的幅值时，差动放大电路的输出信号将出现 50 Hz

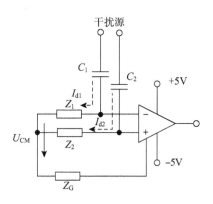

图 5 - 26 50 Hz 工频的电场干扰

基波上叠加微小肌电信号的波形。电场干扰抑制的一般措施：尽可能提高前置级的共模抑制比；尽可能减小电极接触阻抗不平衡性；前置级未能完全抑制的 50 Hz 干扰信号将由 50 Hz 陷波器进行进一步抑制等。

（二）磁场干扰抑制

肌电检测电极引线与接触的表面皮肤形成环路，交变磁场会在该环路产生感生电势,对肌电检测信号产生干扰(图5-27)。交变磁场使环路出现感应干扰电压,其幅度为 $\omega AB\cos\theta$,A 为环路面积,见图5-27中斜线部分,θ 是磁场 B 与环路平面法线的夹角,肌电检测两电极与接触的肌肉皮肤形成环路面积为常量。磁场干扰抑制的一般措施:避免肌电检测电极盒的引出线出现折叠或环状缠绕,减小环路面积;采用绞扭导线使引入到信号处理电路的干扰电压大小相等、相位相同,使差模干扰转化为共模干扰等。

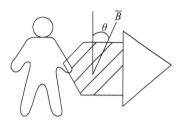

图5-27 磁场干扰肌电检测电路简化示意图

(三) 高频电磁场干扰抑制

肌电检测电极盒中的元器件均采用贴片封装,元器件引出端的体积相当微小,可认为元器件引出端接收高频电磁场的"天线"效应大幅度减小,无线发射台的高频电磁场对其影响几乎可以忽略。然而,肌电检测电极盒中的印制电路板的布线、肌电检测电极盒的引出线仍会受到高频电磁场的影响。高频电磁场干扰抑制的一般措施:电磁屏蔽及合理接地。肌电检测电极盒引出线采用金属屏蔽线,金属屏蔽线单端接地等。

(四) 手机干扰抑制

手机在来电呼叫时段会产生比较强烈的电磁辐射,这种辐射会对0.5 m距离内的未采取较好电磁干扰抑制措施的肌电检测电极盒产生干扰。手机在来电呼叫时,除了有高频电磁辐射外,还有低频电磁辐射。手机在来电呼叫初始阶段对肌电检测电极盒产生的干扰程度最大,通话时,干扰程度相对减弱。抑制手机干扰的措施主要有:前置级选择工业级高共模抑制比的运算放大器;正、负电源幅值差异尽可能小;运算放大器的正、负电源引脚接0.1 μF(独石型)退耦电容;印制电路板布线时,要考虑两信号输入端的对称性,接地线的电阻尽可能小,各放大回路一点接地。肌电检测电极盒引出线金属屏蔽层正确接地等。

第六章　上肢假肢肌电控制基础

第一节　假肢肌电控制系统

假肢作为人体缺失肢体的替代物,用于替代缺失肢体原有的功能或部分功能。假肢包括上肢假肢及下肢假肢,上肢假肢采用肌电控制的品种较多。本章以上肢假肢控制中使用较多的前臂肌电控制假肢为例,介绍假肢肌电控制系统的基本原理。

一、肌电控制对象

假手是肌电控制系统中最为主要的控制对象。手的运动方式有很多,其中最主要的为握紧松开。根据对手的握紧松开运动的观察,在手指使用上,拇指、示指及中指同等重要,无名指、小拇指起辅助作用。在假手的机械设计中,通常采用三指结构设计[图6-1(a)],由示指与中指作为一个构件与拇指构件协同作用来完成握紧松开运动。三指假手由一个微型直流电机拖动,在一维空间运动,属一自由度假手。20世纪末,出现仿生手,其采用拇指与四指的五指结构设计[图6-1(b)],五指分别由五个微型直流电机独立拖动,可实现接近人手的多种运动方式。仿生手可在多维空间运动,属多自由度假手。肌电控制对象还有腕关节、肘关节和肩关节。

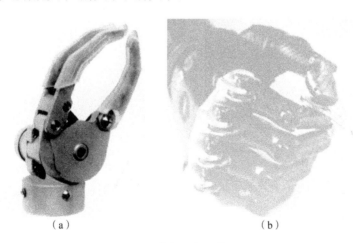

（a）　　　　　　　　　　　　　（b）

图6-1　三指假手与五指仿生手

二、肌电控制系统的组成

肌电控制系统主要由物品、视觉器官、大脑(枕叶、额叶、运动皮质等)、脊髓、神经肌肉接头、肌纤维兴奋、表面肌电、肌电传感器、控制器、驱动器、微型直流电机、传动机构和假肢机构等部分组成。人体内,神经系统中相关神经元之间的信息以电脉冲形式进行传递;人体外,肌电传感器、控制器、驱动器组成之间以(模拟量或数字量)电信号进行传递,驱动器的输出电压驱动微型直流电机运行。图 6-2 为具有共性的假肢肌电控制系统组成方框图。由图 6-2 可见,假肢肌电控制系统是一个闭环控制系统。

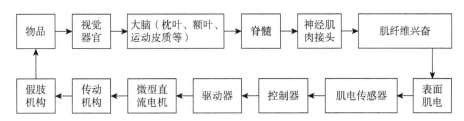

图 6-2　假肢肌电控制系统(共性)组成方框图

(一) 物品

从控制角度而言,物品称被操物。常用物品有杯、瓶、勺、刷和笔等。

(二) 视觉器官

视觉器官感受物品的形状及周围环境,通过视觉神经及其传导路径传至大脑枕叶皮质。

(三) 大脑

大脑枕叶皮质及脑中与视觉相关皮质、区域对视觉信息进行处理后,经神经网络传至大脑额叶皮质。大脑额叶皮质对物品等信息进行是否获取的思考,其间,大量与思考及判断相关神经元频繁产生神经冲动。当额叶皮质产生需要获取物品决定后,大脑额叶皮质将产生获取物品的手部运动想象,经大脑额叶皮质通过神经网络与脑中和运动相关的皮质及区域协同运作,使大脑运动皮质与手部运动相关的神经元出现冲动。

(四) 脊髓

大脑运动皮质与手部运动相关的神经冲动经神经系统传导至脊髓前角 α 运动神经元。α 运动神经元是脊髓前角中较大的一种运动神经元,α 运动神经元支配骨骼肌。

(五) 神经肌肉接头

α 运动神经元轴突末梢部位失去髓鞘,以裸露呈球形嵌入到肌细胞凹陷中,它与肌细胞膜不直接接触,轴突末梢的膜称为接头前膜,肌细胞膜称为接头后膜或终板膜。接头前膜与接头后膜之间有宽 20～30 nm 的接头间隙。一个 α 运动神经元的轴突末梢在肌肉中反复分支,每一分支分别支配一条肌纤维。

(六) 肌纤维兴奋

一个 α 运动神经元的冲动,将引起它所支配的全部肌纤维产生兴奋。一个 α 运动神经元及其所支配的全部肌纤维组成的功能单位,称为运动单位。肌纤维兴奋时的动作电位的传导和扩布产生肌电。

(七) 表面肌电

肌纤维兴奋出现在表面皮肤的肌电是多个运动单位电位变化在时间和空间上的叠加的结果。

(八) 肌电传感器

肌电传感器的检测电极采用 Ag-AgCl 材质。肌电传感器的信号处理包含前置放大、高通滤波及放大、50 Hz 陷波、低通滤波及放大、全波整流及低通滤波等,经信号处理,将检测到的表面肌电处理成符合单片机工作要求的肌电信号。

(九) 控制器

控制器按照控制特性(控制规律)对肌电信号进行处理,产生控制信号至驱动器。肌电控制的控制特性有:阈值控制特性、比例控制特性和模式识别控制特性。本书中所述比例控制特性系指正比例控制特性。

(十) 驱动器

驱动器根据控制器传送来的控制信号产生驱动微型直流电机的电压。一般而言,肌电控制假肢有几个自由度就有几个驱动器。

(十一) 微型直流电机

驱动器输出电压至微型直流电机,微型直流电机根据电压的极性及电压值产生相应的转向和转速,实现电能至机械能的转换。一般而言,假肢有几个自由度就有几个微型直流电机。

(十二) 传动机构

传动机构一般由齿轮组构成,实现微型直流电机输出轴与假肢机构之间的机械动力传递。一般而言,假肢有几个自由度就有几个传动机构。

(十三) 假肢机构

假肢机构是控制系统中的控制对象。控制器的控制信号传至驱动器,驱动器根据控制信号产生电压驱动微型直流电机运行,微型直流电机输出的机械动力经传动机构拖动假肢机构运动。

三、肌电信号分析方法及数字滤波

对肌电信号的基本分析方法大致可分为时域分析、频域分析、时-频域分析三类。时域分析是对随时间变化的肌电波形的几何性质进行分析,频域分析是对肌电信号进行快速傅立叶变换,获取肌电信号的频率谱或功率谱,分析肌电信号的频率特性。时-频域分析是将时、频两域结合起来分析肌电信号,能更清晰地反映肌电信号频域特性随时间的变化规律。

(一)肌电信号分析方法

1. 时域分析法

时域分析是分析肌电信号振幅等在时间维度上的变化。常用的时域参数包括绝对均值(MAV)、均方根值(RMS)等。

(1)峰值

峰值代表肌电信号在短时间达到的某一最大幅值。最大峰值是所有峰值中的最大值。平均峰值是所有峰值的平均值。峰值数是检测到峰值的数量。常将肌电信号的峰值达到某阈值作为肌电假肢动作控制的判断条件。

(2)绝对均值(MAV)

绝对均值是肌电信号幅值绝对值的平均值。其值为:

$$MAV = \frac{1}{n} \sum_{i=1}^{n} |x(i)| \qquad (6-1)$$

式中:x 是表面肌电信号;n 是信号的长度。

(3)均方根值(RMS)

均方根值为在一段时间内肌电的平均水平,其值为:

$$RMS = \sqrt{\frac{1}{n} \sum_{i=1}^{n} x^2(i)} \qquad (6-2)$$

式中:x 是表面肌电信号;n 是信号的长度。

2. 频域分析法

频域分析就是考察一个实时信号的频率特征,也称频谱分析。频域分析主要通过对肌电信号的快速傅立叶变换,获得肌电信号的频谱或功率谱,以提取频域参数,如中位频率,平均功率频率等。

(1)中位频率(MF)

中位频率是将计算的频谱面积对半分的频率,中位频率为:

$$\int_{f_1}^{MF} PS(f)\mathrm{d}f = \int_{MF}^{f_2} PS(f)\mathrm{d}f \qquad (6-3)$$

（2）平均功率频率（MPF）

平均功率频率为加权的平均频率，每一个频率成分都以功率为权重进行加权，即

$$MPF = \frac{\int_{f_1}^{f_2} f \cdot PS(f) \mathrm{d}f}{\int_{f_1}^{f_2} PS(f) \mathrm{d}f} \qquad (6-4)$$

（3）频谱面积（SPA）

频谱面积为：

$$SPA = \int_{f_1}^{f_2} PS(f) \mathrm{d}f \qquad (6-5)$$

上述三式中，f_1 和 f_2 是表面肌电最低频率值和最高频率值，$PS(f)$ 是利用傅立叶变换得到的功率谱密度。

3. 时-频域分析法

时-频分析法可实现对肌电信号进行时、频两域的联合分析。时频分析技术的基本思想是设计时间和频率的联合函数，用它同时描述信号在不同时间和频率的能量密度和强度。常用的时-频分析方法包括短时傅立叶变换和小波变换等。时-频分析法能够较为清晰地反映出信号的频率特性随时间的变化，可对肌电信号进行同步、联合分析。

（二）数字滤波

数字滤波器是通过衰减某些频率或增强某些频率来对数字信号频率内容进行改变。给定一个数字信号 $x[n]$，$x[n]$ 的每一个输入样本依次进入数字滤波器，数字滤波器在任何时刻的输出 $y[n]$ 是当前和过去样本输入的简单权重和：

$$y(n) = \sum_{l=0}^{M} b_l x[n-l] - \sum_{l=1}^{N} a_l y[n-l] \qquad (6-6)$$

式中：$x[n-l]$ 为第 l 个过去输入样本；$y[n-1]$ 为第 l 个过去输出样本；b_l、a_l 分别为每个输入样本和输出样本的权重；M、N 分别为数字滤波器使用的输入样本权重和输出样本权重的个数。

采用统一滑动平均计算的低通数字滤波器简介如下：数字信号通过滤波器后，滤波器在某个特定瞬间的输出等于过去 N 个连续样本以 $1/N$ 为权重的加和（这相当于把当前输出样本计算为过去 N 个样本的平均）。周期小于 N（"高"频）的信号频率幅值的平均值在滤波器的输出端趋向于 0 或被削弱。之所以会发生这样的情况，是因为对于高频信号，N 个样本既来自每个周期的正半周期也来自负半周期，这会趋向于彼此抵消从而降低滤波器产生的均值。周期大于 N（"低"频）的信号频率经过滤波器后幅值趋向于被保留，由于 N 还不足够长到同时包含正、负半周期的样本，大多数的样本具有同样的极性，因此滤波器输出的幅值相对于高频信号更大。

四、肌电信号特征提取与分类

（一）特征提取

特征提取是从原始肌电信号中提取与人体运动模式及运动强度相关的各种时域、频域及时频域特征。肌电信号幅度特征中的绝对均值（Mean Absolute Value，MAV）和均方根（Root Mean Square，RMS）是经常用到的肌电时域特征。肌电的频域特征较多采用快速傅立叶变换（Fast Fourier Transform，FFT）和小波变换（Wavelet Transform，WT）等进行提取。

（二）特征的分类

特征的分类是通过对肌电特征向量进行模式识别，判别出运动类型和运动速度。肌电特征分类主要有简单分类与神经网络分类两种。

1. 简单肌电特征分类

用于控制一自由度假手的屈肌、伸肌的肌电信号具有与假手握紧、松开对应的特征，可以通过较简易的算法进行特征分类。

2. 神经网络肌电特征分类

20 世纪末，人工神经网络开始被应用于肌电信号的特征分类，应用较多的是 BP 神经网络（Error Back Propagation Network）。

（1）人工神经元模型

人工神经元是对生物神经元的一种模拟与简化，它是神经网络基本处理单元。图 6-3 为一种简化的人工神经元结构，它是一个多输入、单输出的非线性元件，定义神经单元为第 j 个神经单元，x_i 为来自其他神经元的第 i 个神经元输入信息，ω_{ij} 为两神经元之间的连接权重系数，它表示第 i 个神经元对第 j 个神经元传输信息的作用程度。

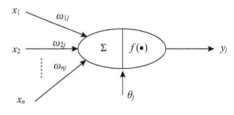

图 6-3　简化的人工神经元结构

不同模型会使用不同的运算法则，将各个输入综合起来，形成的总输入，用 I_j 表示。若输入为简单的线性叠加，则有

$$I_j = \sum_{i=1}^{n} \omega_{ij} x_i \qquad (6-7)$$

$f(\cdot)$ 为作用函数，若作用函数为符号函数（sgn），则 y_j 为

$$y_j = \text{sgn}(\sum_{i=1}^{n} \omega_{ij} x_i - \theta_j) \qquad (6-8)$$

式中，θ_j 为阈值；sgn 是符号函数。当总的输入超过阈值时，y_j 输出 +1，而没有超

过时,则输出-1。

采用大量的神经元通过上述方式进行连接,可以形成具有一定人脑特征的人工神经网络。这一网络同样具有学习能力,通过改变权重 ω_{ij} 值,可以调整神经网络的状态来适应周围环境。

(2) BP 网络结构

BP 神经网络由多个网络层构成(图 6-4),其中包括一个输入层、一个或几个隐层、一个输出层,每一层的神经元只接受前一层神经元的输入。输入层的主要作用是将数据源加到网络上,其节点数目取决输入特征向量的维数。隐层单元的数目与问题的要求和输入输出单元的数目有着直接的关系,节点数目往往由经验和试验来确定。输出层节点数目根据使用者的要求确定。

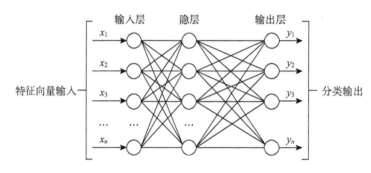

图 6-4 BP 网络结构

(3) BP 算法

BP 神经网络(Error Back Propagation Network)是目前应用较为广泛和成功的神经网络之一。BP 算法是一种多层网络的逆推学习算法。BP 神经网络采用有教师训练方式,要求在给出输入向量的同时给出对应的理想输出向量。BP 神经网络的学习过程由信号的正向传播与误差的反向传播两个过程组成。正向传播时,输入样本从输入层传入,经隐层逐层处理后传向输出层。若输出层的实际输出与目标输出(教师信号)不符,则转向误差的反向传播阶段。误差的反向传播是将输出误差以某种形式通过隐层向输入层逐层反传,并将误差分摊给各层的所有单元,从而获得各层单元的误差信号,此误差信号作为修正各单元权值的依据。这种信号的正向传播与误差反向传播的各层权值调整过程是周而复始的进行,直至网络输出的误差减少到可以接受的程度或进行到预先设定的学习次数为止。BP 神经网络学习算法流程图见图 6-5。

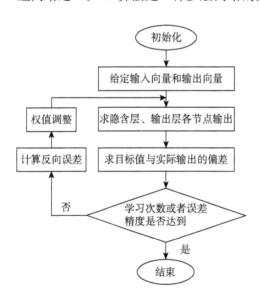

图 6-5 BP 神经网络学习算法流程图

（4）BP 网络学习规则

以一个三层 BP 网络为例作简要说明。

首先,对符号的形式和意义进行如下说明。

网络输入向量 $p_k = (a_1, a_2, \cdots, a_n)$ 。

网络目标向量 $T_k = (y_1, y_2, \cdots, y_q)$ 。

中间层单元输入向量 $S_k = (s_1, s_2, \cdots, s_p)$,输出向量 $B_k = (b_1, b_2, \cdots, b_p)$ 。

输出层单元输入向量 $L_k = (l_1, l_2, \cdots, l_q)$,输出向量 $C_k = (c_1, c_2, \cdots, c_q)$ 。

输入层至中间层的连接权 ω_{ij} , $i = 1, 2, \cdots, n$, $j = 1, 2, \cdots, p$ 。

中间层至各输出层的连接权 v_{jt} , $j = 1, 2, \cdots, p$, $t = 1, 2, \cdots, p$ 。

中间层各单元的输出阈值 θ_j , $j = 1, 2, \cdots, p$ 。

输出层各单元的输出阈值 γ_t , $t = 1, 2, \cdots, p$ 。参数 $k = 1, 2, \cdots, m$ 。

a. 初始化。给每个连接权值 ω_{ij} 、 v_{jt} 、阈值 θ_j 、 γ_t 赋予区间 $(-1, 1)$ 内随机值。

b. 随机选取一组输入样本和目标样本 $p_k = (a_1^k, a_2^k, \cdots, a_n^k)$, $T_k = (s_1^k, s_2^k, \cdots, s_p^k)$ 提供给网络。

c. 用输入样本 $p_k = (a_1^k, a_2^k, \cdots, a_n^k)$ 、连接权值 ω_{ij} 和阈值 θ_j 计算中间层各单元的输入 s_j ,然后用 s_j 通过传递函数计算中间层各单元的输出 b_j 。

$$s_j = \sum_{i=1}^{n} \omega_{ij} a_i - \theta_j \ , \ j = 1, 2, \cdots, p \qquad (6-9)$$

$$b_j = f(s_j) \ , \ j = 1, 2, \cdots, p \qquad (6-10)$$

d. 利用中间层的输出 b_j ,连接权 v_{jt} 和阈值 γ_t 计算输出层各单元的输出 L_t ,然后通过传递函数计算输出层各单元的响应 C_t 。

$$L_t = \sum_{j=1}^{p} v_{jt} b_j - \gamma_t \ , \ t = 1, 2, \cdots, q \qquad (6-11)$$

$$C_t = f(L_t) \ , \ t = 1, 2, \cdots, q \qquad (6-12)$$

e. 利用网络目标向量 $T_k = (y_1^k, y_2^k, \cdots, y_q^k)$ 网络和实际输出 C_t 计算输出层各单元一般化误差 d_t^k 。

$$d_t^k = (y_t^k - C_t) \cdot C_t (1 - C_t) \ , \ t = 1, 2, \cdots, q \qquad (6-13)$$

f. 利用连接权 v_{jt} 、输出层的一般化误差 d_t 和中间层各单元的输出 b_j 计算中间层各单元一般化误差 e_j^k 。

$$e_j^k = \left[\sum_{t=1}^{q} d_t v_{jt} \right] b_j (1 - b_j) \qquad (6-14)$$

g. 利用输出层各单元一般化误差 d_t^k 与中间层各单元的输出 b_j 来修正连接权 v_{jt} 和阈值 γ_t 。

$$v_{jt}(N+1) = v_{jt}(N) + \alpha \cdot d_t^k \cdot b_j \qquad (6-15)$$

$$\gamma_t(N+1) = \gamma_t(N) + \alpha \cdot d_t^k \tag{6-16}$$

$$t = 1, 2, \cdots, q \; ; \; j = 1, 2, \cdots, p \; , \; 0 < \alpha < 1$$

h. 利用中间层各单元一般化误差 e_j^k，输入层各单元的输入 $p_k = (a_1, a_2, \cdots, a_n)$ 来修正连接权 ω_{ij} 和阈值 θ_j。

$$\omega_{ij}(N+1) = \omega_{ij}(N) + \beta \cdot e_j^k \cdot a_i^k \tag{6-17}$$

$$\theta_j(N+1) = \theta_j(N) + \beta \cdot e_j^k \tag{6-18}$$

$$i = 1, 2, \cdots, n \; , \; j = 1, 2, \cdots, p \; , \; 0 < \beta < 1$$

i. 随机选取下一个学习样本向量提供给网络，返回到步骤 c，直到 m 个训练样本训练完毕。

j. 重新从 m 个学习样本中随机选取一组输入样本和目标样本，返回步骤 c，直到网络全局误差 E 小于预先设定的一个极小值，即网络收敛。如果学习次数大于预先设定值，网络就无法收敛。

k. 可以看出，在以上学习步骤中，g 步、h 步为网络误差的"逆传播过程"，i 步、j 步用于完成训练和收敛过程。

采用 BP 神经网络的肌电控制假肢，BP 神经网络的输入为肌电特征向量，经 BP 神经网络分类处理，其输出为假肢运动类型和运动速度。BP 神经网络建立后，用肌电特征数据样本对网络进行训练，以确定网络结构（中间层的神经元数目）和参数（神经元之间的连接权值和阈值）。网络训练完毕后，假肢动作分类就是将肌电特征映射为运动类型和运动速度。

蔡立羽等人采用三层 BP 神经网络对握紧、松开、前臂内旋、前臂外旋进行识别，识别率分别达到 90%、100%、90%、80%。罗志增等人采用 BP 神经网络对屈腕、伸腕、握紧、松开四种动作类型进行识别，识别率依次为：100%、100%、90%、90%。较多文献提供的数据表明，BP 神经网络在肌电信号特征识别方面有 90% 左右的识别率。

3. 线性判别分析

线性判别分析（Linear Discriminant Analysis, LDA）是模式识别的一种经典算法。LDA 的基本思想：将高维的模式样本投影到最佳的鉴别矢量空间，以求达到抽取分类信息、压缩特征空间维数的效果。投影后，保证模式样本在新的子空间有最大的类间距和最小的类内距离，即模式在该空间中有最佳的可分离性。

五、假肢运动与肌电信号之间的控制关系

假肢运动与肌电信号之间的控制关系亦称控制特性（控制规律）。图 6-2 是肌电控制系统的一种共性表示，根据控制器的控制特性不同形成具有个性的肌电控制系统。以下以肌电控制假手为例，简介三种不同控制特性。

(一) 阈值控制特性

当图 6-2 控制器的控制特性为阈值控制特性时,在肌电信号大于或等于阈值时,假手即刻运动直至肌电信号小于阈值而运动停止。假手运动的角速度为常量,假手的出力为常量。阈值控制总体属开关控制。

(二) 比例控制特性

当图 6-2 控制器的控制特性为比例控制特性时,在肌电信号大于或等于起始值时,假手开始运动,假手运动的角速度与肌电信号总体呈比例关系,假手出力与肌电信号总体呈比例关系。在肌电信号小于起始值时,假手停止运动。比例控制总体属线性控制。

(三) 模式识别控制特性

当图 6-2 控制器中的控制特性为模式识别控制特性时,通过对肌电信号中大脑手部运动想象的特征提取及分类,确定运动类型及运动速度。大脑手部运动想象与仿生手运动姿势、运动速度及出力呈对应关系。

六、假肢肌电控制系统的基本原理

图 6-2 所示的假肢肌电控制系统是一个视觉反馈的闭环控制系统。现以假手肌电控制为例说明假肢肌电控制系统的基本原理:视觉器官感受外部信息,通过视觉神经及其传导路径至大脑枕叶皮质,经枕叶皮质及脑中相关部位处理后,通过神经网络传递到大脑额叶皮质,在额叶皮质中假手状态与期望状态的差别引发思考,大脑额叶皮质思考的结果若涉及手部运动,将出现手部运动想象,经大脑额叶皮质通过神经网络与脑中和运动相关的皮质及区域协同运作,使大脑运动皮质与手部运动相关的神经元出现冲动。大脑运动皮质与手部运动相关的神经冲动经神经系统传导至脊髓前角 α 运动神经元,α运动神经元冲动通过神经肌肉接头使其所支配的与手部运动相关的肌纤维出现兴奋,导致其表面皮肤的肌电出现变化。肌电传感器对肌电进行检测,肌电信号传至控制器,控制器中的单片机对信号进行模数(A/D)转换,控制程序对肌电数据进行分析、判别和运算,并根据确定的控制特性进行处理,产生与大脑手部运动想象相对应的控制信号至驱动器,驱动器根据控制信号产生电压驱动微型直流电机运行,微型直流电机输出的机械动力通过传动机构拖动假手机构实现大脑中所想象的手部运动。

假肢闭环控制系统不断地对视觉器官得到的状态进行判别、处理,不断地对假肢状态进行调整,以达到假肢的操作目的。

第二节　AVR 单片机及编程语言

控制器是上肢假肢肌电控制的关键部分,控制器中的核心器件是单片机。本书中采用 AVR 单片机系列中经典的 ATmega16 单片机对肌电信号进行数据分析、判别和运算,并根据其处理的结果产生控制信号至驱动器。

一、单片机简介

单片机又称单片微型计算机,它将计算机的基本部件 CPU、ROM、RAM、并行 I/O、串行 I/O、定时/计数器、中断控制器、系统时钟、系统总线等集成到一块半导体芯片上,单片机广泛用于自动化装置、智能仪器、通信、家电等诸多产品中,是这些智能化产品中的核心器件。

(一) 单片机的结构与组成

单片机的系统结构有两种类型:一种是将程序和数据存放在不同的存储器中,即哈佛结构;另一种是对程序和数据存储器不作逻辑上的区分,即普林斯顿结构。单片机内部组成见图 6-6。

图 6-6 中包括 CPU、RAM、ROM 存储器、串行 I/O 口、并行 I/O 口、定时器/计数器等,各部分通过内部总线相连。CPU 主要完成运算和控制功能。RAM 为读/写存储器,既能"读出"数据,又能将新的数据"写入"。RAM 一般用来存放输入/输出数据、中间结果。ROM 为只读存储器,程序、常数或表格

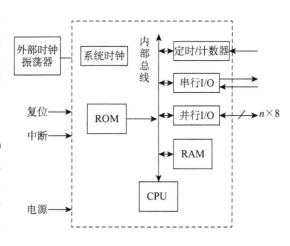

图 6-6 单片机内部组成

"烧录"后,单片机运行时只能"读出",不能"写入"。串行 I/O、并行 I/O 口用于单片机与外部设备之间的数据传送。定时器/计数器用于处理定时和计数。系统时钟提供单片机时钟脉冲序列。

(二) 单片机的主要指标

单片机从用途上可分成通用型单片机和专用型单片机两大类,通常所说的都是通用型单片机。可根据单片机的一些重要指标选择所需要的单片机。

1. 位数

位数是单片机能够一次处理的数据宽度,有八位、十六位、三十二位。

2. 存储器

存储器包括程序存储器和数据存储器。程序存储器容量较大,一般在几千字节到几兆字节。存储器有不同的类型,如 ROM、EPROM、EEPROM、Flash 和 OTP 型。数据存储器的容量通常为几十字节到几百字节。程序存储器的编程方式也是用户选择的一个重要因素,现代单片机有的还具有在系统编程(ISP)或在应用编程(IAP)功能。一些单片机有专用的 ISP 编程接口或 JTAG 接口。

3. I/O 口

单片机一般有几个到几十个 I/O 口,用户可根据自己的需要进行选择。

4. 运算速度

运算速度是指 CPU 的处理速度,以每秒钟执行多少条基本指令来衡量,常用单位是 MIPS(一百万条指令每秒),目前最快的单片机可达到 100 MIPS。单片机的数据处理速度通常是与系统时钟频率相联系,对于同一种型号的单片机来说,采用时钟频率高的要比时钟频率低的数据处理速度要快。

5. 工作电压

通常单片机的工作电压是 5 V、3.3 V 电压。现代单片机又出现了宽电压范围型,在 1.8 ～ 6.5 V 内都可正常工作。

6. 功耗

低功耗是现代单片机所追求的一个目标,目前低功耗单片机的静态电流可以低至 μA 或 nA 级。有的单片机还有等待、休眠等多种工作模式来降低功耗。

7. 使用温度

单片机根据工作所允许的温度范围可分为民用级、工业级和军用级三种。民用级的允许温度范围是 0 ～ 70℃ ,工业级是 −40 ～ 85℃ ,军用级是 −55 ～ 125℃ 。

8. 附加功能

有的单片机除通用的功能外还有其他的功能,如 A/D 转换、D/A 转换、串口、LCD 等,使用这种单片机可减少外部器件,提高系统的可靠性。

二、AVR 单片机

AVR 单片机采用先进的精减指令集(RISC),大多数指令执行时间为单个时钟周期。目前常用的有 ATmega 系列和 ATtiny 系列。ATtiny 系列单片机内部资源和 I/O 引脚较少,在家用电器等行业用途广泛。ATmega 系列单片机内部集成了常用的功能模块,内部 ROM、RAM、EEPROM 选择空间大。ATmega 系列中 ATmega16 单片机有较多的 I/O 引脚,适用于多输入多输出的系统。ATmega16 片内集成的 JTAG 接口可用于程序下载和在片实时仿真调试。

(一) ATmega16 单片机组成

ATmega 16 的内核结构(图 6-7),各功能模块通过 8 位内部总线连接。程序存储器为 16k 的 Flash,数据存储器为 1k 的 SRAM,还有 512 字节的 EEPROM。程序计数器 PC 用于 CPU 执行程序时的地址计数。中央处理器 CPU 由 32 个 8 位通用寄存器 R0～R31,1 个算术逻辑单元 ALU,以及状态与逻辑控制单元等组成。I/O 有 32 个可以编程的复用端口。通常将(图 6-7)的右侧部分看作是单片机的功能单元部分,ATmega16 单片机有中断单元、定时器及 PWM、看门狗定时器、模拟比较器单元、A/D 转换器单元、多种串行通信接口,以及用于程序写入的 ISP 接口和用于仿真调试的 JTAG 接口等。

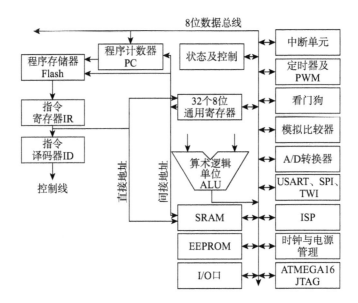

图 6 - 7　ATmega16 的内核结构

（二）ATmega16 单片机主要特点

1. 先进的 RISC 结构

大多数指令执行时间为单个时钟周期。工作于 16 MHz 时性能高达 16 MIPS。

2. 数据存储器和非易失性程序存储器

1 k 字节的片内 SRAM。512 字节的 EEPROM，擦写寿命为 100 000 次。16 k 字节的系统内可编程 Flash，擦写寿命为 10 000 次。

3. JTAG 接口

通过 JTAG 接口可对 Flash、EEPROM、熔丝位和锁定位编程，支持在片的实时仿真编程。

4. 功能单元

功能单元有两个 8 位定时器/计数器，一个 16 位定时器/计数器、四个 PWM 通道、8 路 10 位 ADC、可编程的串行 USART、兼容 I^2C 总线的两线串行接口 TWI、可工作于主/从模式的 SPI 串行接口、可编程看门狗定时器、片内模拟比较器、ISP 接口与 JTAG 接口和时钟与电源管理等。

5. I/O 端口和封装

32 个可编程的 I/O 口。40 引脚 PDIP 封装、44 引脚 TQFP 封装和 44 引脚 MLF 封装。

6. 工作电压

ATmega16L：2.7～5.5 V。ATmega16：4.5～5.5 V。

7. 工作频率范围

ATmega16L：0～8 MHz。ATmega16：0～16 MHz。

(三) ATmega16 引脚功能

ATmega16 单片机有三种封装形式：PDIP、TQFP 和 MLF，其中以 TQFP 封装使用最为广泛。图 6-8 为 TQFP 的封装，有 44 脚。TQFP44 封装的 ATmega16 单片机各 I/O 口引脚定义（表 6-1）。TQFP44 封装的 ATmega 16 单片机非 I/O 引脚定义（表 6-2）。

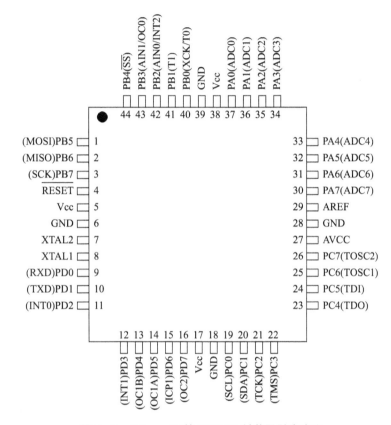

图 6-8 ATmega16 的 TQFP44 封装及引脚定义

表 6-1 单片机 ATmega16 的 I/O 引脚定义（TQFP44 封装）

引脚	名称	I/O	功能	复用功能	复位后
37	PA0			ADC0	
36	PA1			ADC1	
35	PA2		PORTA	ADC2	
34	PA3	I/O	8 位的双向 I/O 端口，可按位编程设置输入/输出，输入时，可按位禁止/使能上拉电阻	ADC3	I/O 端口，输入，无上位（三态高阻）
33	PA4			ADC4	
32	PA5			ADC5	
31	PA6			ADC6	
30	PA7			ADC7	

引脚	名称	I/O	功能	复用功能	复位后
40	PB0			XCK、T0	
41	PB1			T1	
42	PB2			AIN0、INT2	
43	PB3	I/O	PORTB 8位的双向 I/O 端口，可按位编程设置输入/输出，输入时，可按位禁止/使能上拉电阻	AIN1、OC0	I/O 端口，输入，无上位（三态高阻）
44	PB4			$\overline{SS}$	
1	PB5			MOSI	
2	PB6			MISO	
3	PB7			SCK	
19	PC0			SCL	
20	PC1			SDA	
21	PC2			TCK	
22	PC3	I/O	PORTC 8位的双向 I/O 端口，可按位编程设置输入/输出，输入时，可按位禁止/使能上位电阻	TMS	I/O 端口，输入，无上位（三态高阻）
23	PC4			TDO	
24	PC5			TDI	
25	PC6			TOSC1	
26	PC7			TOSC2	
9	PD0			RXD	
10	PD1			TXD	
11	PD2			INT0	
12	PD3	I/O	PORTD 8位的双向 I/O 端口，可按位编程设置输入/输出，输入时，可按位禁止/使能上位电阻	INT1	I/O 端口，输入，无上位（三态高阻）
13	PD4			OC1B	
14	PD5			OC1A	
15	PD6			ICP1	
16	PD7			OC2	

表 6-2　单片机 ATmega16 非 I/O 引脚定义（TQFP44 封装）

引脚	名称	I/O	功能	其他功能	复位后
37~30	ADC0~ADC7	I	A/D 转换通道 0~7	PA0~PA7	PA0~PA7
40	T0	I	定时/计数器 0 外部计数输入引脚	PB0、XCK	PB0
41	T1	I	定时/计数器 1 外部计数输入引脚	PB1	PB1
11	INT0	I	外部中断 0	PD2	PD2
12	INT1	I	外部中断 1	PD3	PD3
42	INT2	I	外部中断 2	PB2、AIN0	PB2

引脚	名称	I/O	功能	其他功能	复位后
42	AIN0	I	模拟比较器正向输入	PB2、INT2	PB2
43	AIN1	I	模拟比较器反向输入	PB3、OC0	PB3
43	OC0	O	定时/计数器 0 的比较匹配输出	PB3、AIN1	PB3
14	OC1A	O	定时/计数器 1 的比较匹配输出 A	PD5	PD5
13	OC1B	O	定时/计数器 1 的比较匹配输出 B	PD4	PD4
16	OC2	O	定时/计数器 2 的比较匹配输出	PD7	PD7
44	$\overline{SS}$	I	从 SP1 的片选信号	PB4	PB4
1	MOSI	I/O	SP1 的主出从入	PB5	PB5
2	MISO	I/O	SP1 的主入从出	PB6	PB6
3	SCK	I/O	SPI 时钟	PB7	PB7
15	ICP1	I	定时/计数器 1 输入捕捉引脚	PD6	PD6
25	TOSC1		定时器振荡源引脚 1	PC6	PC6
26	TOSC2		定时器振荡源引脚 2	PC7	PC7
9	RXD	I	USART 的数据输入	PD0	PD0
10	TXD	O	USART 的数据输出	PD1	PD1
40	XCK	I/O	USART 时钟	PB0	PB0
19	SCL	I/O	TWI 时钟	PC0	PC0
20	SDA	I/O	TWI 数据	PC1	PC1
4	$\overline{RESET}$	I	复位	—	—
8	XTAL1	—	时钟振荡器引脚 1	—	—
7	XTAL2	—	时钟振荡器引脚 2	—	—
21	JTAG-TCK	—	JTAG 调试接口	PC2	与 FUSE 相关
22	JTAG-TMS	—		PC3	
23	JTAG-TDO	—		PC4	
24	JTAG-TDI	—		PC5	
5,17,38	Vcc	—	数字电源	—	—
6,18,28,39	GND	—	地	—	—
27	AVCC	—	模拟电源	—	—
29	AREF	—	模拟参考电压	—	—

（四）ATmega16 单片机 I/O 的基本结构

ATmega16 的 PA、PB、PC、PD 四个端口都是 8 位双向 I/O 口，每一位引脚都可以单独地进行定义。例如，可以在定义 PA 口第 0、2、3、4、5、6 位用于输入的同时，定义第

1、7 位用于输出。PA、PB、PC、PD 双向 I/O 接口有可编程的内部上拉电阻,其输出缓冲器具有对称的驱动特性,可以输出和吸收较大电流。在复位过程中,PA、PB、PC、PD 端口处于高阻状态。端口 A 的复用功能是作 A/D 转换器的模拟输入端。PB、PC、PD 端口的复用功能见表 6－2。

PA、PB、PC、PD 通用 I/O 接口各自配备三个 8 位寄存器,分别是方向控制寄存器 DDRx,数据寄存器 PORTx 和输入引脚寄存器 PINx（x＝A/B/C/D）。以下简要地介绍通用 I/O 口的基本结构。

1. 通用 I/O 口输入工作方式(无上拉电阻)

通用 I/O 口输入工作方式(无上拉电阻)的结构示意图(图 6－9)。

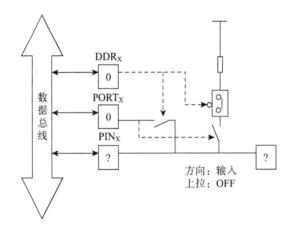

图 6－9　通用 I/O 口输入工作方式(无上拉电阻)的结构示意图

当 DDRx＝0，PORTx＝0 时,I/O 口处于输入工作方式,不使用上拉电阻。此时引脚寄存器 PINx 中的数据就是外部引脚的实际电平,通过读 I/O 口指令可将引脚的数据读入 MCU。

2. 通用 I/O 口输入工作方式 (有上拉电阻)

通用 I/O 口输入工作方式(有上拉电阻)的结构示意图(图 6－10)。

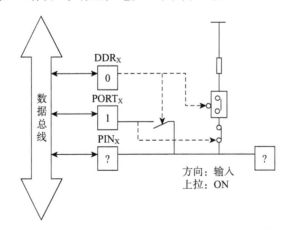

图 6－10　通用 I/O 口输入工作方式(有上拉电阻)的结构示意图

当 DDRx＝0,PORTx＝1 时,I/O 口处于输入工作方式,使用内部的上拉电阻。通过读 I/O 指令可将引脚的数据读入 MCU。

3. 通用 I/O 口输出工作方式

通用 I/O 口输出工作方式的结构示意图(图 6－11)。

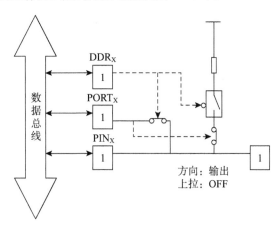

图 6－11　通用 I/O 口输出工作方式的结构示意图

当 DDRx＝1 时,AVR 的输出采用推挽电路提高了 I/O 口的输出能力,当 PORTx＝1 时,I/O 引脚呈现高电平,同时可提供额定输出 20 mA 的电流;当 PORTx＝0 时,I/O 引脚呈现低电平,同时可额定灌入 20 mA 的电流。

（五）ATmega16 单片机 I/O 端口寄存器

AVR 单片机对 I/O 口的读写涉及三个寄存器(以 PA 口为例):DDRA、PORTA 和 PINA。DDRA 定义引脚的方向,DDRA 是 8 位寄存器,DDRA[0,1…,7]的每一位对应 [0,1…,7]的每一个引脚的方向,置 1 表示相应引脚配置为输出,清 0 为输入。引脚配置为输入时,若 PORTA 的相应位置 1,则该引脚的上拉电阻将使能,如引脚上没有其他输入电平,引脚上呈现高电平。引脚配置为输入时,若 PORTA 的相应位为 0,则关闭上拉电阻,引脚呈现高阻状态。引脚配置为输出时,上拉电阻关闭。

复位时 DDRA＝0x00,PORTA＝0x00,即 PA 的各引脚为高阻态。

通过读取寄存器 PINA 来获得 PA 引脚的电平。无论引脚配置为输入还是输出,读取 PINA 的值,即为读取引脚上的电平状态。

表 6－3　ATmega16 的 I/O 端口的组合控制设置

DDRxn(0～7)	PORTxn(n＝0～7)	I/O	上拉	备注
0	0	输入	关闭	三态(高阻)
0	1	输入	打开	提供弱上拉,被外部电路接低时输出电流
1	0	输出	关闭	输出 0
1	1	输出	关闭	输出 1

PB 口的三个寄存器分别是：DDRB，PORTB，PINB。PC 口的三个寄存器分别是：DDRC，PORTC，PINC。PD 口的三个寄存器分别是：DDRD，PORTD，PIND。ATmega16I/O 端口的组合控制设置（表 6-3）。

三、AVR 单片机　C 语言简介

本章采用 C 语言作为 ATmega16 单片机的程序设计语言，使用 AVR GCC 作为 C 语言的编译器。C 语言作为一种高级编程语言，其内容有专门的书籍介绍，本节仅简要介绍 AVR GCC 的 C 语言基本语法。

（一）AVR GCC 程序设计语言概述

AVR GCC 与 ANSI C 语言相比，其特点和功能主要是由 AVR 单片机本身的特点确定的。从头文件来说，AVR GCC 必须包含对具体型号单片机寄存器的声明文件，如对于 ATmega16 单片机使用<avr/io. h>头文件。使用中断前，也必须包含对中断的声明文件。

从数据运算操作和程序控制语句以及函数的使用上来讲，AVR GCC 与 ANSI C 几乎没有什么明显的区别。只是在函数的使用上，由于单片机系统的资源有限，它的编译系统不允许太多的程序嵌套。

对于 AVR GCC 与标准 ANSI C 库函数，由于部分库函数不适合单片机处理系统，因此被排除在外。也有一些库函数继续使用，但这些库函数是厂家针对硬件特点相应开发的，它们与 ANSI C 的构成及用法都有很大的区别。

（二）程序的基本结构

AVR GCC 一个基本程序如下：

```
#include <avr/io. h>

void Delay_ms(unsigned int xms)    //延时子函数
{
 unsigned int   i,j;           // 定义 i,j 为无符号整型变量
        for(i=0;i<xms;i++)
        {
for(j=0;j<1150;j++)
            ;
        }
}
int main(void)        //主函数
{
DDRB=0xff；              //B 口设置为输出口
PORTB=0xff；            //B 口输出全为 1
```

```
while(1)
  {
    PORTB=0xff;         // B 口输出全为 1
        Delay_ms(500)；   //延时
    PORTB=0x00;         // B 口输出全为 0
        Delay_ms(500)；   //延时
  }
}
```

这个程序的功能是控制 AVR 单片机 PORTB 端口的引脚 PB0～PB7 电平的高低来点亮或熄灭连接在 8 个引脚上的 LED。单片机型号为 ATmega16,晶振为 8 MHz。

通过这个程序可见 AVR GCC 程序的基本结构:

1. 程序开头用♯include 预处理指令加入头文件<avr/io.h>,以便访问 AVR 单片机的特殊功能寄存器(SFR)、PORTB 等。

2. 程序含变量、子函数和主函数。每个 C 应用程序只有一个主函数 main(),程序从 main()开始执行。

3. 函数的内容用大括号"{}"包围起来,每个语句的末尾都有一个不能省略的分号";"。

4. 用"//"开头的文字是单行注释,以"/＊＊/"包围的是多行文字注释。编译器忽略注释。

5. 程序中存在一个死循环:"while(1)",在单片机编程中,程序的主函数 main()总是存在一个死循环,不让程序结束返回,否则单片机就不能正常工作了。

(三) 标识符和关键字

1. 标识符

标识符用来标识源程序中某个对象的名字,这些对象可以是语句、数据类型、函数、变量、数组等。标识符由字母、数字和下划线组成,第一个字符必须是字母或下划线。

C 语言是区分大小写的一种高级语言,定义标识符时一定要注意大小写。

2. 关键字

关键字是 C 语言保留的特殊标识符,它们具有固定名称和含义,在程序编写中不允许将关键字另做它用。AVR GCC 除了 ANSI C 标准的 32 个关键字外,还根据 AVR 单片机的特点定义了相关的关键字,通常是一些端口和特殊功能寄存器的名称。ANSI C 标准关键字(表 6－4)。

表 6－4 ANSI C 标准关键字

关键字	用　途	说　明
auto	存储种类说明	用于声明局部变量,为默认值
break	程序语句	退出最内层循环体

关键字	用　途	说　明
case	程序语句	switch 语句中的选择项
char	数据类型声明	单字节整型数或字符型数据
const	存储种类说明	在程序执行过程中不可修改的值
continue	程序语句	转向下一次循环
default	程序语句	switch 语句中默认选择项
do	程序语句	构成 do…while 循环结构
double	数据类型声明	双精度浮点数
else	程序语句	构成if…else 条件结构
enum	数据类型声明	枚举类型数据
extem	存储种类说明	在其他程序模块中声明了的全局变量
float	数据类型声明	单精度浮点数
for	程序语句	构成 for 循环结构
goto	程序语句	构成 goto 循环结构
if	程序语句	构成 if…else 条件结构
int	数据类型声明	整型数
long	数据类型声明	长整型数
register	存储种类说明	使用 CPU 内部寄存器变量
return	程序语句	函数返回
short	数据类型声明	短整型
signed	数据类型声明	有符号整型数
sizeof	运算符	计算表达式或数据类型的字节数
static	存储种类说明	静态变量
struct	数据类型声明	结构体类数据
switch	程序语句	构成 switch 选择结构
typedef	数据类型声明	重新声明数据类型定义
union	数据类型声明	联合类型数据
unsigned	数据类型声明	无符号数据
void	数据类型声明	无类型数据或函数
volatile	数据类型声明	声明该变量在程序执行中可被隐含地改变
while	程序语句	构成 while 和 do…while 循环结构

（四）变量与数据类型

对于基本数据类型量,按其取值是否可改变分为常量和变量两种。在程序执行过程中,其值不发生改变的量称为常量,而可变的量称为变量。

1. 常量

常量分为整型常量、浮点型常量、字符型常量和字符串型常量。实际使用中用♯define定义在程序中经常使用到的常量。♯define称为宏定义命令,其功能是把该标识符定义为其后的常量值。一经定义,以后在程序中所有出现该标识符的地方均代之以该常量值。

例:♯define pi 3.14 // pi 代替浮点数常量。

经过定义后,在以后的编程中可用 pi 代替 3.14。

（1）整型常量

整型常量值可以是十进制、八进制、十六进制数字表示的整数值。十进制表示,如239、−35 等,第一位不能是 0;八进制表示,如012,起始 0 是必须的引导符;十六进制表示,如 0x1000。

（2）浮点型常量

浮点型常量值有两种表示形式:十进制小数形式和指数形式。十进制小数表示形式又称为定点表示形式,由数字和小数点组成,如 0.15、−12.3,十进制数表示形式的浮点型常量在这种表示形式中必须有小数点。

（3）字符型常量

字符型常量是用单引号括起来的一个字符,如'A'、'2',编译程序将把这些字符型常量转换为 ASCⅡ码,如'A'的 ASCⅡ码为 65,以十六进制表示为 0x41。

（4）字符串型常量

字符串型常量用一对双引号括起的一串字符来表示,如"abc""Hello"等。字符串型常量由双引号作为界限符。

2. 变量

数值可以改变的量称为变量。一个变量应该有一个名字(标识符),在内存中占据一定的存储单元,存放该变量的值。AVR GCC 规定变量必须先定义后使用。变量名表中各个变量用逗号隔开。例如:

int i,j;//定义两个 16 位的整型变量 i、j。

unsigned int ui;//定义 16 位无符号整型变量 ui。

根据变量作用域的不同,变量可分为局部变量和全局变量。

（1）局部变量

局部变量也称为内部变量,是指在函数内部或以花括号"{}"括起来的功能模块内部定义的变量。只在定义它的函数或功能模块内有效,在该函数或功能模块以外不能使用。必须定义在函数或功能模块的开头。

（2）全局变量

全局变量也称为外部变量,是指在程序开始处或各个功能函数的外面定义的变量。在程序开始处定义的全局变量对于整个程序都有效,可供程序中所有的函数共同使用。

3. 数据类型

AVC GCC 支持的数据类型有：

（1）整型数据

整型数据类型有 8 位的 char、16 位的 int(short)、32 位的 long、64 位的 long long。整型变量的值域（表 6-5）。

表 6-5　AVR GCC 整型变量的值域

数据类型	AVR Libc 声明的类型	长度		值　域
		bit	byte	
unsigned char	uint8_t	8	1	0～255
signed char 或 char	int8_t	8	1	−128～+127
unsigned int	uint16_t	16	2	0～65535
signed int	int16_t	16	2	−32768～+32767
unsigned long	uint32_t	32	4	0～4294967295
signed long	int32_t	32	4	−2147483648～+2147483647
unsigned long long	uint64_t	64	8	$1～2^{64}−1$
signed long long	int64_t	64	8	$−2^{63}～+2^{63}−1$

（2）32 位浮点数据

AVC GCC 只支持 32 位浮点数据。数据类型名为 float 和 double。

（3）字符类型和字符串

字符类型的类型名为 char，目前最常用的是 ASCII 字符集。字符变量类型定义的格式和书写规则都与整型变量相同。

例如：char letter='A'；

上述语句实际上是把'A'的 ASCII 码 65 赋给了 letter，所以实际上 char 类型就是一种整型。C 语言中字符串是用字符数组来进行存储和处理。

例如：Char bookName[　]="AVR MCU"；

（4）16 位指针

指针型变量的含义是指在这个变量中存放的是另一数据在内存中的地址，即指针变量存储的数据是整型数据，整型数据代表了内存地址。AVC GCC 中它的长度是 2 个字节。

（五）运算符和表达式

运算符就是完成某种特定运算的符号。表达式是由运算符及运算对象所组成的具有特定含义的一个式子。C 语言是一种表达式语言，在表达式的后面加一个分号"；"，就构成了一个表达式语句。

按照运算符在表达式中所起的作用，可分为算术运算符、关系运算符、逻辑运算符、赋值运算符、自增量与自减量运算符和位操作运算符等。

1. 算术运算符

＋　加或取正值运算符

－　减或取负值运算符

＊　乘运算符

／　除运算符

％　模运算符,或称取余运算符

2. 关系运算符

＞　　大于

＜　　小于

＞＝大于等于

＜＝小于等于

＝＝测试等于

！＝测试不等于

关系运算符通常用来判别某个条件是否满足,关系运算的结果只有"真"和"假"两种。当所指定的条件满足时结果为1(真),条件不满足时结果为0(假)。

3. 逻辑运算符

||　　逻辑或

&&　逻辑与

!　　逻辑非

逻辑运算的结果也只有两个:1(真),0(假)。

逻辑表达式的一般有以下3种形式。

逻辑与:条件式1&&条件式2。

逻辑或:条件式1||条件式2。

逻辑非:!条件式。

若条件式1为p,条件式2为q,则逻辑运算的真值表见表6-6。

表6-6　逻辑运算的真值表

p	q	p&&q	p||q	!p
0	0	0	0	1
0	1	0	1	1
1	1	1	1	0
1	0	0	1	0

4. 赋值运算符

在C语言中,最常见的赋值运算符为"＝",赋值运算符的作用是将一个数据的值赋给一个变量,利用赋值运算符将一个变量与一个表达式连接起来的式子称为赋值表达式,在赋值表达式的后面加一个分号";"便构成了赋值语句。

例如,x＝5;

在赋值运算符"＝"的前面加上其他运算符,就构成了复合赋值运算符,具体如下所示:

＋＝ 加法赋值

－＝ 减法赋值

＊＝ 乘法赋值

／＝ 除法赋值

％＝ 取模(取余)赋值

≫＝ 右移位赋值

≪＝ 左移位赋值

&＝ 逻辑与赋值

|＝ 逻辑或赋值。

^＝ 逻辑异或赋值。

～＝ 逻辑非赋值。

复合赋值运算首先对变量进行某种运算,然后将运算的结果再赋给该变量。

例如:a＋＝5;等价于 a＝a＋5;

采用复合赋值运算符,可以使程序简化,同时还可以提高程序的编译效率。

5. 自增量与自减量运算符

自增量与自减量运算符是 C 语言中特有的一种运算符,它们的作用分别是对运算对象作加 1 和减 1 运算,其功能如下:

＋＋自增运算符。例如,a＋＋,＋＋a。

－－自减运算符。例如,a－－,－－a。

看起来 a＋＋和＋＋a 的作用都是使变量 a 的值加 1,但是,由于运算符＋＋所处的位置不同,使变量 a＋1 的运算过程也不同。＋＋a(或－－a)是先执行 a＋1(或 a－1)操作,再使用 a 的值;而 a＋＋(或 a－－)则是先使用 a 的值,再执行 a＋1(或 a－1)操作。

增量运算符＋＋和减量运算符－－只能用于变量,不能用于常数或表达式。

6. 位操作运算符

对单片机而言,位操作十分重要,也是与单片机硬件联系最密切的语句之一。

AVR GCC 能对运算对象进行按位操作,从而使 AVR GCC 语言也具有一定的对硬件直接进行操作的能力。位运算符的作用是按位对变量进行运算,并不改变参与运算的变量的值。如果要求按位改变运算变量的值,则要利用相应的赋值运算。位运算符不能用来对浮点型数据进行操作。位运算一般表达形式如下:

变量 1 位运算符 变量 2

C 语言有 6 种位操作运算符:

& 按位与

| 按位或

^ 按位异或

～ 按位取反

≪ 左移

≫ 右移

用 C 语言编制单片机控制程序时,频繁对 MCU 的寄存器、I/O 端口寄存器中某一位进行操作。AVR GCC 与 C51 语言等单片机语言不同，AVR GCC 没有位变量。对寄存器、I/O 端口寄存器中某一位的赋值，主要通过位操作运算完成。

假如要对 PORTA(端口 A)的某些位进行赋值、置 0、置 1、取反、测试，可能会用到如下一些语句：

(1) PORTA＝0x87

给整个 PORTA 赋值，作用是将 1000 0111 这个数赋予 PORTA，即让 PORTA 的第 0、1、2 和 7 位置 1，其他位清零。

(2) PORTA＝(1≪7)

给整个 PORTA 赋值，作用等价于 PORTA＝0x80，将 1000 0000 这个数赋予 PORTA，将指定的第 7 位置 1，其余各位置 0。只不过这里包括了两个步骤，即先是括号中的 l≪7 操作，表示将 0x01 这个数左移 7 位，其值变成 0x80，再将它赋予 PORTA。

(3) PORTA＝(1≪7)|(1≪3)|(1≪2)

给整个 PORTA 赋值，作用与(2)中的操作相同，但是分别对 7、3、2 位置 1，而将其他各位均置 0。它先要分别对三个括号中给定的值进行移位操作，再将它们按位"或"，最后将值赋予 PORTA。即

$$
\begin{array}{rll}
& 1000\ 0000 & (1\ll7) \\
& 0000\ 1000 & (1\ll3) \\
| & 0000\ 0100 & (1\ll2) \\
\hline
\text{PORTA}= & 1000\ 1100 &
\end{array}
$$

(4) PORTA&＝0x80

使 PORTA 中的指定位清零，等价于 PORTA＝PORTA&(0x80)

由于 0x80 的二进制表示为 1000 0000，利用其最高位为 1，其他各位均为 0 的特性，作为一个模板将其等于 1 的那些位(如本例中的第 7 位)屏蔽起来，使之保持不变，而将其他位清零(不管原来为 0 还是为 1)。若 PORTA＝0x87，PORTA 与 0x80 按位"与"的结果如下。

$$
\begin{array}{rll}
\text{PORTA}=0x87 & 1000\ 0111 \\
\&\qquad 0x80 & 1000\ 0000 \\
\hline
\text{PORTA}= & 1000\ 0000
\end{array}
$$

操作后，第 7 位的原来值 1 被保留，其他各位被清零，其中最低的 3 位原来为 1，现在均为 0。

(5) PORTA&＝(1≪7)

它等价于 PORTA&＝0x80。这里包括两个步骤，即先执行括号中的 1≪7 操作，将 0x01 左移 7 位，其值变成 0x80，再将它与 PORTA 按位"与"操作。操作将除指定的第 7 位以外的各位清零。

(6) PORTA &＝～(1≪7)

该指令在等号后面加了取反符号～。与上一条操作的区别是，在与 PORTA 按位"与"操作前，还将 0x80 先行取反，将 1000 0000 转换成 0111 1111，再按位"与"操作。这

样操作的结果是将指定的第 7 位清零,其他各位保持不变。

(7) PORTA |=(1≪7)

它等价于 PORTA=PORTA│(1≪7)。这里也是先执行括号中的 1≪7 操作,将 0x01 左移 7 位,其值变成 0x80,再将它与 PORTA 按位"或"操作。

若操作前 PORTA 的初始值为 0x07,则

$$
\begin{array}{lll}
\text{PORTA} = \text{0x07} & & \text{0000 0111} \\
| & \text{0x80} & \text{1000 0000} \\
\hline
\text{PORTA}= & & \text{1000 0111}
\end{array}
$$

该操作将最高位置 1,其他各位保持不变。

(8) PORTA^=(1≪7)

先执行 1≪7 操作,将 0x01 左移 7 位,其值变成 0x80,再将它与 PORTB 按位"异或"操作,这样操作的结果是将指定的 PA 的 7 位翻转,其他各位保持不变。

(六) 程序控制语句

1. 程序的三种基本结构

通常计算机程序总是由若干条语句组成,从执行方式上看,如果从第一条语句到最后一条语句完全按顺序执行,则是简单的顺序结构;若在程序执行过程当中,根据用户的输入或中间结果去执行若干不同的任务,则为选择结构;如果在程序的某处,需要根据某项条件重复地执行某项任务若干次,或直到满足或不满足某条件为止,则构成循环结构。大多数情况下,程序都不会是简单的顺序结构,而是顺序、选择、循环三种结构的复杂组合。C 语言中,有一组相关的控制语句,用以实现选择结构和循环结构。

2. 选择结构

选择结构程序的基本特点是:程序的流程由多路分支组成,在程序的一次执行过程中,根据给定条件的不同,只有一条支路被选中执行,而其他分支上的语句被直接跳过。

C 语言中,提供 if 语句和 switch 选择结构语句,if 语句用于两者选一的情况,而 switch 用于多分支选一的情形。

(1) if 语句

if 语句有两种基本形式,即

if<表达式> 语句

和

if<表达式>

语句 1

else

语句 2

a. if 语句

该语句的完整形式为:

if<表达式>　语句

　　该语句结构的执行规则是:在 if 语句后面给定一个判断表达式,在每次执行到 if 语句处时,就检查判断表达式的逻辑值。当表达式为真时,执行语句;表达式为假时,跳过语句。

　　例如,

if　(a>b)

b=a;

　　if 语句首先判断 a>b 是否成立,若成立,将 a 中的值赋予 b;否则跳过这条语句,执行后面的语句。

　　如果 if 语句中有多条要执行的语句,可以用花括号将其括起来。例如,

if　(a>b)

{

c=b;

b=a;

a=c;

}

　　b. if…else 语句

　　该语句的完整形式为:

if<表达式>

语句1;

else

语句2;

　　当表达式为真时,执行语句1;表达式为假时,执行语句2。无论如何,语句1与语句2每次必定只有一个被执行。

　　例如,

if　(a>b)

b=a;

else

a=b;

　　if 语句首先判断(a>b)是否成立,若成立,将 a 中的值赋予 b,否则执行 else 后面的语句,将 b 值赋予 a。

　　c. if…else　if 语句

　　if…else　if 结构的一般形式为:

if<表达式1>

语句1;

else　if<表达式2>

语句2;

else　if<表达式3>

语句3;

else

语句4;

其执行过程为:如果表达式1成立,执行语句1;否则判断表达式2,如果表达式2成立,执行语句2;否则判断表达式3……。对应的流程图见图6-12。

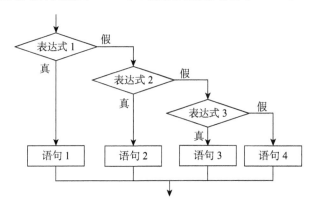

图6-12　if…else　if语句结构流程图

（2）switch 语句

if 语句只能处理从两者间选其一的情况,当要实现几种可能之一时,就要用 if…else if,甚至多重嵌套 if 来实现,当分支较多时,程序变得复杂冗长,可读性降低。C 语言提供了 switch 开关语句专门处理多路分支的情形,使程序变得简洁。

switch 语句的一般形式为:

```
switch<表达式>
{
case 常量表达式1:
语句1;
  break;
case 常量表达式2:
  语句2  ;
  break;
……
case 常量表达式n:
  语句n  ;
  break;
  default:
  语句n+1;
  break;
}
```

其中,switch 后面的表达式和 case 后面的常量表达式必须是整型、字符型或者枚举型,case 后面的整型常量不能相同,相当于语句标号的作用,表达式的结果是什么,就让

程序转移到相应的语句行去。break
语句让每一个 case 语句后面的程序
立即中止 switch 语句,转移到花括号
以外。如果 switch 找不到与它匹配
的常量,就执行 default 语句后面的程
序。多分支选择结构(图 6-13)。

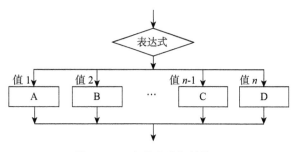

图 6-13　多分支选择结构

3. 循环控制结构

在许多实际问题中,需要程序进
行有规律的重复执行,这时可以用循环语句来实现。在 C 语言中,用来实现循环的语句
有 while 语句、do-while 语句和 for 语句。

(1) while 语句

while 语句构成循环结构的一般形式如下:

while<条件表达式>〔语句;〕

其执行过程是当条件表达式的结果为真(非 0 值)时,程序就重复执行后面的语句,
一直执行到条件表达式的结果变化为假(0 值)时为止。这种循环结构是先检查条件表
达式所给出的条件,再根据检查的结果决定是否执行后面的语句。如果条件表达式的结
果一开始就为假,则后面的语句一次也不会被执行。while 语句的流程图见图 6-14。

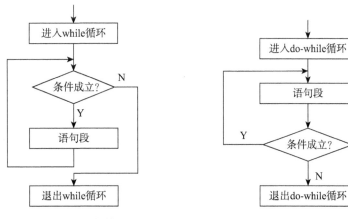

图 6-14　while 语句的流程图　　　图 6-15　do-while 语句的流程图

(2) do-while 语句

do-while 语句构成循环结构的一般形式如下:

do

〔语句;〕

while<条件表达式>;

其执行过程是先执行给定的循环体语句,然后再检查条件表达式的结果。当条件表
达式的值为真(非 0 值)时,则重复执行循环体语句,直到条件表达式的值变为假(0 值)
时为止。因此,用 do-while 语句构成的循环结构在任何条件下,循环体语句至少会被执
行一次。do-while 语句的流程图见图 6-15。

（3）for 语句

采用 for 语句构成循环结构的一般形式如下：

for（［初值设定表达式 1］；［循环条件表达式 2］；［更新表达式 3］）｛语句；｝

for 语句的执行过程是先计算出初值表达式 1 的值作为循环控制变量的初值，再检查循环条件表达式 2 的结果，当满足循环条件时就执行循环体语句并计算更新表达式 3，然后再根据更新表达式 3 的计算结果来判断循环条件 2 是否满足。一直进行到循环条件表达式 2 的结果为假（0 值）时，退出循环体。图 6-16 为 for 语句的流程图。比如计算 1+2+3+…+10 的值：

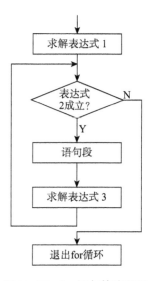

图 6-16　for 语句的流程图

```
uint8_t   i;
uint8_t   sum;
sum=0;
for(i=1; i<=10; i++)
{
sum+=i;
}
```

程序运行结果：sum=55；i=11。

（七）函数

在 C 语言中，函数是程序的基本组成单元。利用函数，不仅可以实现程序的模块化，使程序设计简单和直观，提高程序的易读性和可维护性，而且还可以把程序中经常用到的一些计算或操作编成通用的函数，以供随时调用，这样可以大大减轻编写程序代码的工作量。

1. 函数的一般形式

函数的一般形式为：

类型说明符　函数名（参数表）

参数说明符

｛

函数体

return 返回变量

｝

（1）函数的声明

函数的声明就是向编译器说明函数的名称、返回值类型和参数。未经声明的函数在编译程序时不能通过。

a. 类型说明符定义了函数中 return 语句返回值的类型，它可以是与任何变量和常数相同的有效类型。如果没有类型说明符，函数返回一个整型值；如果有的函数没有返回值，则它的类型应定为 void。

b. 参数表是一个用逗号分隔的变量表,当函数被调用时,这些变量接收调用参数的值。参数表的一般形式为:

参数类型 参数 1,参数类型 参数 2,……

一个函数也可以没有参数,这时参数表是空的。但即使没有参数,括号仍然是必须要有的,也可以用 void 作为参数类型说明符。

c. 参数说明符定义了其中参数的类型。如果在括号中定义了参数的类型,此处就可以省略。

(2) 返回语句 return

语句 return 的形式为:

return 返回变量

该语句有两个重要用途:第一,使程序返回到调用语句处继续向下执行;第二,可以用它来将一个数值送回调用它的主函数中。

(3) 函数的几种情况

函数实际上可以存在以下几种情况:

a. 既有参数,又有返回值

最一般的情况是,一个函数既有参数(有时不止一个),又有返回值。例如,

int add(int v1,int v2)

{

int m;

m=v1+v2;

return m;

}

int add(int v1,int v2)定义了一个名叫 add 的函数,int 定义了它的返回值(return 后面的 m)为整数型。其括号中的 v1、v2 是两个参数,前面的 int 表示这两个参数是整型。在程序调用这个函数时,会把具体的参数(数据类型为整数型)赋予变量 v1 和 v2。函数的功能是将 v1、v2 两个数相加,然后将计算出来的值赋予变量 m,最后将 m 值返回主程序。

b. 只有参数,没有返回值

有时候,函数只有参数(有时不止一个),却没有返回值。例如,

void Delay Us(unsigned int time)

{

    do

    {

      time－－;

    }

while(time＞1);

}

其中,括号中的 time 是参数,前面的 unsigned int 表示这个参数的类型是无符号整

数;函数中没有 return 语句,也没有返回值。因此,函数名 Delay Us 前面使用 void 作为它的类型。

函数的功能是通过空循环将时间延迟 time 微秒。它将从调用它的程序处获得参数 time 的值,再来执行延迟操作。完成后,直接返回调用程序,不返回任何计算的结果。

c. 既没有参数,也没有返回值

第三种情况是,函数既没有参数,也没有返回值。例如,

void aaa(void)

 {

 PORTD|=(1≪5)

 PORTA &=~(1≪2);

 }

该程序的作用只是对 MCU 中的一些端口作一些位操作,调用它的程序没有参数传给它,也没有计算结果返回,因而在函数名前和括号中都使用了 void 这个类型。

2. 函数的调用和返回

(1) 函数的调用

函数可以在另一个程序中被调用,调用的一般形式为:

 函数名(参数列表);

或

变量=函数名(参数列表);

任何一个独立运行的 C 语言程序都应当包含一个 main() 函数,程序总是从它开始执行。下面这个程序实际运行后,main() 函数先定义一个整型变量 result,在下一个语句中,调用 add(5,6) 函数,函数括号中的 5,6 两个值就是传给 add() 函数的参数,在 add() 函数中,它们将赋予 v1 和 v2 两个变量,再求它们的和 m。

int add(int v1,int v2)

{

int m;

m=v1+v2;

return m;

}

int main()

{

int result;

While(1){……

result=add(5,6);

……}

}

并非 main() 函数才能调用其他函数,其他任何函数,包括函数自己,都可以调用函数。函数的调用还可以嵌套、递归使用。

（2）函数的返回

上面的程序中，add（）函数已经计算出 v1＋v2 的结果，并将其值赋予变量 m，而 return m 语句将值 m（此时应等于 11）返回给 main（）中的 result 变量。

如果函数没有返回值，则函数运行到结尾后，自动返回主程序中调用它的语句后的一条程序继续运行。

3. 使用库函数

avr-libc 定义了一系列函数，这些函数的功能都是由系统实现的，用户无须知道实现方法，只要在自己的程序中引用就行了。

使用函数库之前，必须加载含有库函数声明的头文件。加载头文件的方法是使用预处理指令＃include 来进行。一般形式为：

＃ include ＜头文件名＞

具体说明请参阅本节第（九）部分 的"文件包含"相关内容。

（八）数组和结构

数组是一个由若干同类型变量组成的集合，引用这些变量时可用同一名字。数组在内存中有连续的存储单元，最低地址对应于数组的第一个元素，最高地址对应于最后一个元素，数组可以是一维的，也可以是多维的。

1. 数组

（1）一维数组

一维数组的一般说明形式为：

类型说明符　数组名 ［常量表达式］；

在上面语句中，类型说明符指明数组的类型，常量表达式就是数组的大小，亦即数组中所含的元素个数。在 C 语言中，数组必须说明其大小，以便编译程序为它们分配内存空间。例如，

int array［5］；

该语句定义了一个一维数组，数组名叫 array，类型为整型，大小为 5 个元素。可对一维数组中的某个元素单独赋值。例如，int array［0］＝25；也可对一维数组中的多个元素集中赋值。例如，int array［5］＝｛2,4,6,8,10｝；

（2）二维数组

二维数组的一般说明形式如下：

类型说明符 数组名［常量表达式 1］［常量表达式 2］；

这里有两个常量表达式。常量表达式 1 定义了数组的行数，常量表达式 2 定义了数组的列数，行与列之积就是数组的大小，亦即数组中所含的元素个数。例如，

int array2［3］［5］；

该语句定义了一个二维数组，数组名叫 array2，类型为整型，其中元素有 3 行 5 列，共有 15 个元素。

除了单独赋值，也可以给二维数组中的多个元素集中赋值。例如，

int array2［3］［5］＝｛｛1,2,3,4,5｝,｛6,7,8,9,10｝,｛11,12,13,14,15｝｝；

赋值后,数组中的各个元素的值分别为:

1,2,3,4,5;

6,7,8,9,10;

11,12,13,14,15;

2. 结构

数组是一系列具有相同数据类型的变量的集合,结构体也是一系列变量的集合,但这些变量可以不具有相同的数据类型。结构体往往将一些具有逻辑关系的变量组合在一起,作为一个整体进行访问。

以下为 C 语言对结构体类型的一般定义形式。

typedef struct 结构体名

｛

数据类型　成员项 1;

数据类型　成员项 2;

……

数据类型　成员项 n;

｝结构变量名;

例如,下面的程序定义了一个结构体:

struct　stu

　｛

　　char name;

　　char sex;

　　float score;

　｝student1,student2;

该结构体的名称叫 stu,其中包含三个成员:name、sex 和 score,它们代表学生的姓名、性别和考试分数。它们的数据类型并不相同,分别是整型、字符型和浮点型。从某种意义上说,对 stu 的定义便相当于在程序中规定了一种新的数据类型,就像整型、字符型、浮点型一样,可以在后面说明 stu 结构型的变量。如上例便说明了两个结构变量名 struct stu student1 和 struct stu student2。每一个结构变量如 struct stu student1 都包含 3 个成员,即

struct stu student1. name

struct stu student1. sex

struct stu student1. score

可对结构变量如 struct stu student1 一次赋值,也可分别赋值,即

struct stu student1＝｛'Liping','M', 95.5｝;

或

struct stu student1. name＝'Liping' ;

struct stu student1. sex ＝'M' ;

struct stu student1. score ＝95.5;

（九）程序的预处理

C 程序的源代码中包括编译指令,它负责处理特殊的语句,即预处理语句。虽然它们实际上不是 C 语言的一部分,但却扩展了 C 语言程序设计的环境。

1. 宏定义

宏定义命令均以♯define 开头,其一般形式为:

♯define 标识符　字符串

它定义了一个标识符和一个字符串。在源程序中每次遇到该标识符时,均以后面定义的字符串代换它。

例如,如果希望在源程序中遇到字符 TURE 就以数字 1 代替,遇到字符 FALSE 就以数字 0 代替,可以用两条宏定义语句来处理。

　　♯define TURE　　1

　　♯define FALSE　　0

这使得程序在编译过程中每次遇到 TURE 或 FALSE 就用 0 或 1 代替它们。

在单片机 C 语言中,宏定义有 3 种方法较常用:

（1）用♯define 定义常数

　　例如:♯define PI　　3.14　　//编程中用 3.14 代替字符 PI。

（2）用♯define 定义指定操作

　　♯define　LED_ON　（PORTD│=(1≪PD5)　　//程序编译遇上 LED_ON时,PD5 位置 1。

　　♯define　LED_OFF　（PORTD &.=～(1≪PD5)）　// 程序编译遇 LED_OFF 时,PD5 位置 0。

AVR GCC 没有位变量,对位的输出,或者对变量中的位的赋值是通过移位、位操作运算完成。

（3）结构体与宏定义对位定义

在 AVR GCC 中可以通过结构体、宏定义来定义输出或变量中的位。以下是通过结构体与宏定义对 I/O 中的位进行定义及对其进行操作的程序。

♯include ＜avr/io. h＞

typedef struct _bit_struct

{

unsigned char BIT0:1;

unsigned char BIT1:1;

unsigned char BIT2:1;

unsigned char BIT3:1;

unsigned char BIT4:1;

unsigned char BIT5:1;

unsigned char BIT6:1;

unsigned char BIT7:1;

```
}bit_field;
#define GET_BITFIELD(addr) ( * ((volatile bit_field * )(&addr)))
    #define   LED   GET_BITFIELD(PORTD).BIT5
    #define   KEY   GET_BITFIELD(PIND).BIT0
int main(void)
{
        DDRD=(1≪PD5);
    while(1)
    {
      if (KEY==1)
      {
          LED=1;
      }
      else
      {
          LED =0;
      }
    }
}
```

经过这样定义,就可以直接操作 I/O 中的每一位。

2. 文件包含

文件包含命令以语句♯include 开头,一般形式为:

♯include <文件名>

它们的作用是,在编译程序时将另一源文件插入带有♯include 的源文件。例如,♯include <avr/io.h>,即将另一个名为 avr/io.h 的源文件插入当前源文件♯include 所处的地方。

io.h 文件称为头文件,它的作用是为单片机定义端口和寄存器。

对 ATmega16 的 A 口的定义:

```
/ * PINA * /
#define PINA0    0
#define PINA1    1
#define PINA2    2
#define PINA3    3
#define PINA4    4
#define PINA5    5
#define PINA6    6
#define PINA7    7
/ * DDRA * /
```

```
#define DDR0    0
#define DDR1    1
#define DDR2    2
#define DDR3    3
#define DDR4    4
#define DDR5    5
#define DDR6    6
#define DDR7    7
/* PORTA */
#define PA0    0
#define PA1    1
#define PA2    2
#define PA3    3
#define PA4    4
#define PA5    5
#define PA6    6
#define PA7    7
```

四、AVR 单片机开发环境

编制好的程序要在 AVR 单片机开发环境中进行编辑、编译和连接,以及生成目标代码。以下简单介绍 AVR 单片机软件开发工具:AVR Studio 和 WinAVR。

(一) AVR Studio

AVR Studio 是 Atmel 公司推出的、针对本公司 AVR 单片机的一种基于汇编语言的开发环境,具有汇编程序编辑、编译、调试、下载和 JTAG ICE 仿真等功能。AVR Studio 与 WinAVR 配合就可用 C/C++语言来完成开发工作。

(二) WinAVR

WinAVR 是基于 Windows 操作系统的工具包,其中有文本编辑、编译器、库函数(avr-libc)和各种转换、连接工具等,WinAVR 以自由软件 GCC 为 C/C++编译器。

(三) WinAVR+AVR Studio 的使用

WinAVR、AVR Studio 安装完成后,就可进行 AVR 单片机的 C 语言程序开发。

1. 新建一个项目

(1) 启动 AVR Studio

启动 AVR Studio 后,将看到一个欢迎对话框(图 6 - 17)。单击 New Project 按钮,

进入新项目建立对话框(图 6-18)。

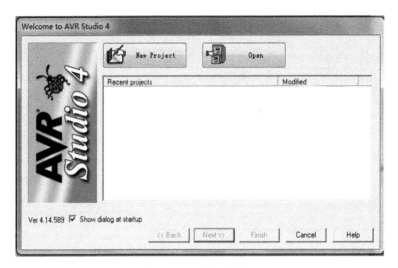

图 6-17 欢迎对话框

(2) 新项目建立对话框选项确定

在新项目建立对话框(图 6-18)的 Project type 列表中选择 AVR GCC;在 Project name 编辑框中输入项目的名称,本例为 TP1;将 Create initial file 选项勾上,使 AVR Studio 为项目自动产生一个空的名为 TP1. c 的 C 语言源程序文件;选择新项目的存放路径,本例为 C:\Users\rr\Documents。单击 Next 按钮进入调试平台和芯片型号对话框(图 6-19)。

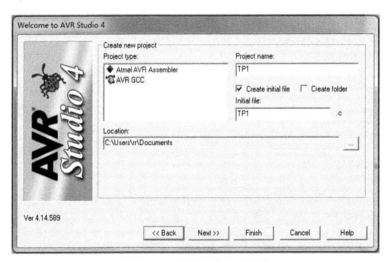

图 6-18 新项目建立对话框

(3) 调试平台和芯片型号对话框选项确定

在调试平台和芯片型号对话框(图 6-19)的 Debug platform 列表中选择具有在线开发、调试等功能的 JTAGICE mk II 仿真器;Device 列表中芯片选择 ATmega16。单击 Finish 按钮即完成了新项目的创建。

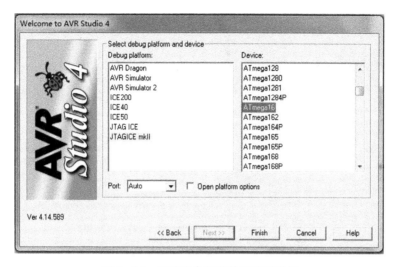

图 6 - 19　调试平台和芯片型号对话框

2．AVR Studio 主界面简介

新项目创建完成后，就可以看到 AVR Studio 的主界面（图 6 - 20）。项目管理浏览器管理整个工程中所有的源文件和头文件等。编译信息窗口用于在编译时提示错误，显示编译结果等。工具按钮提供了常用的操作功能，这些功能在菜单里都能找到，I/O 视图在 AVR 程序仿真调试时用于查看 I/O 的状态。AVR Studio 有一个文本编辑器，用于编辑源程序，在语法出错时有高亮显示功能，可利用该功能看出 C 语言源程序编写时的代码错误。

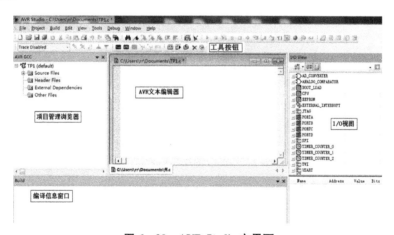

图 6 - 20　AVR Studio 主界面

3．工程属性设置和编辑源程序文件

在编辑源程序之前，先对工程中一些重要属性进行设置，单击菜单 Project，在下拉列表中选择 Configuration Options 得到工程属性设置对话框（图 6 - 21）。对话框中的 Device 框选择 atmega16；Frequency 框根据所使用的晶振频率选择 8 000 000；Optimizatio 框选择 -OO；确保 Create Hex F 选项选中。

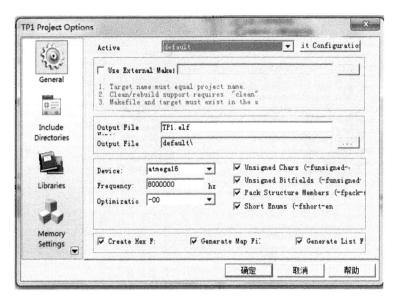

图 6-21　工程属性设置对话框

在文本编辑器输入以下程序,编辑完成后,单击工程按钮栏上的保存按钮。

```c
#include <avr/io.h>
#define F_CPU    8000000UL
void   Delay_ms(unsigned int xms);

void   Delay_ms(unsigned int xms)
{
unsigned int   i,j;
        for(i=0;i<xms;i++)
        {
for(j=0;j<1150;j++)
            ;
        }
}

int main(void)
{
DDRB=0xff;
PORTB=0xff;
while(1)
  {
      PORTB=0xff;
        Delay_ms(500);
      PORTB=0x00;
      Delay_ms(500);
```

```
      }
  }
```

4. 编译工程

单击菜单 Build 按钮下拉列表中的 Rebuild All,编译器将编译整个工程文件,如果编译正确,主窗口下方的编译信息窗口将给出当前工程的编译信息(图 6 - 22),在编译信息中我们可以看到目标代码所占据的存储空间百分数;如果编译出现错误,则以红色提示出错的位置和错误信息,双击错误信息行,软件将自动移到出错的位置以方便修改。

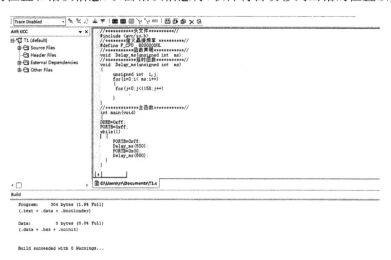

图 6 - 22　编译工程

编译成功后,可以在项目文件夹下的 default 子目录找到与项目同名的 hex 文件,该文件就是我们要下载到单片机中的目标文件(十六进制机器码文件)。

五、程序下载

(一) ATmega16 JTAG 接口

AVR Studio 支持 JTAG 接口下载、支持在片的实时仿真调试。ATmega16 单片机片内集成了一个 JTAG 接口,主要用于程序下载和在片实时仿真调试等。ATmega16 的 JTAG 接口需要占用 4 个单片机引脚,即 PC2(TCK)、PC3(TMS)、PC4(TDO)和 PC5(TDI)。如果使用 JTAG 接口的功能,这 4 个引脚就通常不再作为普通的 I/O 口使用。为实现程序下载及调试,将上述 4 个引脚及电路板 GND、参考电压 VTref(即电源电压) 引出至 JTAG 插头,JTAG 接口插头的引脚(图 6 - 23)。

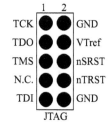

图 6 - 23　JTAG 接口插头引脚图

(二) JTAGICE mkⅡ 仿真器

JTAGICE mkⅡ是一款性能优越的 AVR 仿真器,采用标准 JTAG 接口,与 AVR

Studio 相结合，可以对带 JTAG 接口或 debugWIRE 接口的 AVR 8 位单片机进行在片调试。可以在目标系统运行过程中实现实时仿真。JTAGICE mkⅡ 仿真器接口与 ATmega16 的 JTAG 接口连接(图 6-24)。

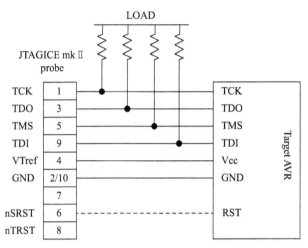

图 6-24　仿真器接口与 ATmega16 的 JTAG 接口连接图

1. USB 驱动的安装

为使 AVR Studio 4 通过 USB 与 JTAGICE mkⅡ 仿真器关联，在安装 AVR Studio 4 时，出现安装 JTAGICE mkⅡ 仿真器的 USB 驱动的对话框时，要在"Install/Upgrade USB Driver"复选框上打钩(图 6-25)。

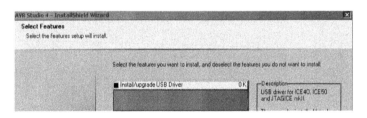

图 6-25　安装 JTAGICE mkⅡ 的 USB 驱动

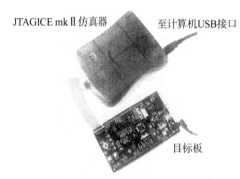

图 6-26　JTAGICE mkⅡ仿真器
硬件连接图

在没有连接 JTAGICE mkⅡ仿真器情况下，安装 JTAGICE mkⅡ仿真器的 USB 驱动程序，安装好 USB 驱动程序后，重新启动电脑，用 USB 连线将 JTAGICE mkⅡ和电脑连接起来，打开 JTAGICE mkⅡ的电源开关。电脑就会自动检测 JTAGICE mkⅡ，检测完成，会提供：新设备已可使用的信息。

2. 在 AVR Studio 4 中使用 JTAGICE mkⅡ

把 JTAGICE mkⅡ正确连接到计算机和目标板(图 6-26)，并使三者处于正常工作状态。

（三）程序下载

运行 AVR Studio 4 并打开需要下载调试的项目，点击 Tools 菜单，选择 Program AVR Connect…，出现选择仿真器型号对话框（图 6－27），在 Platform 列表中选择 JTAGICE mkⅡ；

Port 列表中选择 Auto。点击"Connect…"按钮，出现 JTAGICE mkⅡ在 JTAG 模式下编程对话框的 Main 标签页（图 6－28）。

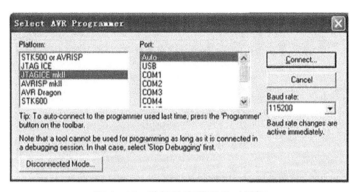

图 6－27　选择仿真器型号对话框

在 Main 标签页中，Device and Signature Bytes 选项框中选择 ATmega16；Programming Mode and Target Settings 选项框中选择 JTAG mode。

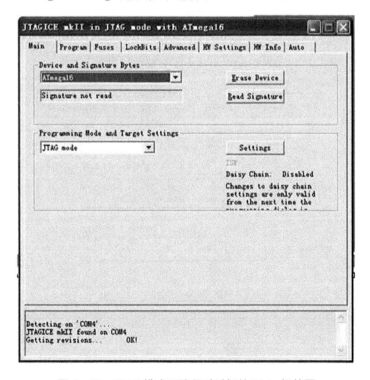

图 6－28　JTAG 模式下编程对话框的 Main 标签页

在 JTAG 模式下编程对话框的 Fuses 标签页(图 6 - 29)中,OCDEN、JTAGEN 和 SPIEN 三个选项打钩。

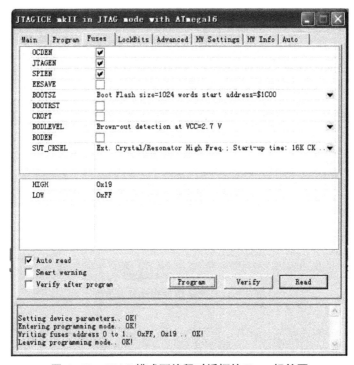

图 6 - 29　JTAG 模式下编程对话框的 Fuses 标签页

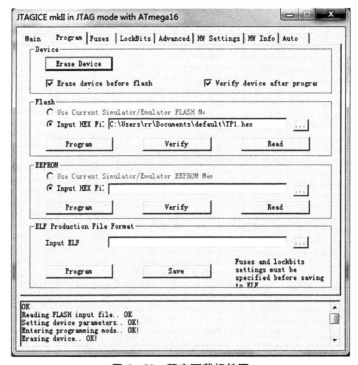

图 6 - 30　程序下载标签页

在 JTAG 模式下编程对话框的 Program 标签页(图 6 - 30)中的 Flash 框,选择 C:\Users\rr\Documents\default\TP1. hex 文件,点击 Program 按钮,程序即下载到 ATmega16 单片机的 Flash 存储器中。

下载 TP1. hex 文件后,即可按调试——→程序修改——→编译——→下载——→调试……,直到程序符合控制要求。

若要进行在片仿真调试,则可通过菜单 Build 下拉列表中的 Build and run 进入在片仿真调试环境。

第三节　假肢肌电控制的基本功能程序

肌电控制假肢的运作是由控制器中的 ATmega16 单片机中的控制程序来控制的。表面电极检测的肌电经信号处理后,以模拟信号输出至单片机。单片机是一种由数字电路构建,通过程序实现数据处理及运算功能的电子器件,一些单片机的输入只能接受数字信号而不能接受模拟信号,在需要处理模拟信号时,先要将模拟信号通过模数(A/D)转换芯片转换成数字信号送入单片机,再由单片机进行数据处理。ATmega16 单片机片内集成了模数转换电路,通过程序指令可设置模数(A/D)转换模式及相关参数。因此,ATmega16 单片机的 PA 口设置为模拟输入时可直接接受模拟信号。对于肌电比例控制假手,要求微型直流电机的转速与肌电信号之间总体成比例关系,这种比例关系需要通过调节微型直流电机的转速来实现。肌电比例控制假手采用 PWM 方法调节微型直流电机的电压,实现对微型直流电机调速。ATmega16 单片机在对定时器/计数器设置 PWM 模式及相关参数后,单片机指定的引脚有相应的 PWM 信号输出。单片机程序运行的速度大大快于微型直流电机及假肢机构的响应速度,通常需要在程序中设置延时程序进行调整。此外,在程序设计中为满足某种要求也需要用到延时程序。下面介绍 A/D 转换程序、PWM 程序及延时程序。

一、A/D 转换程序

ATmega16 单片机内置的模数(A/D)转换电路可在模拟量输入端口接受模拟信号。A/D 转换程序中的 A/D 转换函数将模拟量转换为数字量。以下是含有 A/D 转换函数的 A/D 转换程序。

```
// * * * * * * * * * * *头文件 * * * * * * * * * * * * *//
#include <avr/io. h>

// * * * * * * * *定义晶振频率 * * * * * * * * * * *//
#define F_CPU 8000000UL

// * * * * * * * * * * * *变量定义 * * * * * * * * * *//
unsigned char CH;//模拟量输入端口号
```

```
unsigned int temp;// A/D 转换值暂存
unsigned char buffer1;// A/D 转换值 1
unsigned char buffer2;// A/D 转换值 2
//************函数声明**********//
void port_init(void);
void adc_init(void);
unsigned int get_ad(unsigned char CH);
//********端口初始化函数*******//
void port_init(void)
{
    DDRA=0x00; //端口 A 为输入
    PORTA=0x00; //端口 A 无上拉电阻
}
//*****A/D转换初始化函数*******//
void adc_init(void)
{
ADMUX =(1≪REFS0)|(1≪ADLAR); //参考电压 AVCC,结果左对齐
ADCSRA =(1≪ADEN)|(1≪ADPS2)|(1≪ADPS1);  //使能 ADC,64 分频
}

//*******A/D转换化函数*********//
unsigned int get_ad(unsigned char CH)
{
ADMUX = (1≪REFS0)|(1≪ADLAR)|(CH&0x0f);  //CH 为模拟量输入端
口号
    ADCSRA |=_BV(ADSC);         //起动 A/D 转换
while(!(ADCSRA &_BV(ADIF)));        //等待 A/D 转换完毕
    temp = ADCH;       //取高 8 位
    ADCSRA |=_BV(ADIF);        //清 ADIF 位
    ADCSRA |=_BV(ADEN);        //使能 ADC
    return temp;       //返回 A/D 转换值
}
//***********主函数***********//
int main(void)
{
    buffer1=1;
    buffer2=1;
```

```
while(1)
    {
buffer1 = get_ad(0x00);
    buffer2 =get_ad(0x01);
    }
}
```

以上程序为 8 位分辨率的模数(A/D)转换程序。

二、PWM 程序

PWM 是脉冲宽度调制的简称。PWM 波是周期性的方波,一个典型 PWM 的波形图(图 6-31)。图中 T 是 PWM 波的周期,t 是高电平的宽度,V_{cc} 是高电平值。PWM波的有效值为:

$$V = V_{cc} \times \frac{t}{T} \tag{6-19}$$

式中,t/T 称为 PWM 波的占空比。具有 PWM 功能的微型直流电机驱动芯片,可根据控制信号来改变输出电压占空比,从而改变输出电压的平均值。ATmega16 单片机,通过 PWM 初始化函数对 PWM 的模式、参数进行设置。在对指定寄存器赋值后,程序运行时,在指定的引脚上就有 PWM 信号输出。

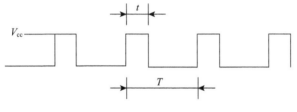

图 6-31　PWM 波形

```
//* * * * * * * * * * * * *头文件* * * * * * * * * * * * *//
#include <avr/io. h>

//* * * * * * * *定义晶振频率 * * * * * * * * * * * *//
#define F_CPU 8000000UL

//* * * * * * * * * * * * *变量定义* * * * * * * * * * * *//
unsigned char buffer1;

//* * * * * * * * * * * * *函数声明* * * * * * * * * * * *//
void port_init(void);
void PWM_init(void);

//* * * * * * *端口初始化函数* * * * * * *//
```

```
void port_init(void)
{
DDRD=0xff;
}
```

//＊＊＊＊＊＊＊PWM 初始化函数＊＊＊＊＊＊＊＊//

```
void PWM_init(void)
{
    TCCR1A=0b10000001;   //8 位快速 PWM
    TCCR1B=0b00001001;   //无预分频
    OCR1A=0x01;          //比较匹配寄存器初值
}
```

//＊＊＊＊＊＊＊＊＊主函数＊＊＊＊＊＊＊＊＊＊＊//

```
int main(void)
{
buffer1=1;
while(1)
  {
OCR1A= buffer1;     //比较匹配寄存器赋值
  }
}
```

PWM 波由 OC1A(ATmega 16 的 14 引脚)输出至 A3950ST,A3950ST 芯片电压是 7.2 V,当输入到 A3950ST 的 PWM 的占空比由小到大时,A3950ST 输出驱动微型直流电机的电压从小到大,微型直流电机的转速由低到高。占空比与转速之间呈近似线性关系。

三、延时程序

延时程序中的延时函数常用于处理软、硬件之间速度差,处理按钮、继电器触点的接触抖动等。以下是含有毫秒延时函数的程序。

//＊＊＊＊＊＊＊＊＊＊＊头文件＊＊＊＊＊＊＊＊＊＊＊//

```
#include <avr/io.h>
```

//＊＊＊＊＊定义晶振频率＊＊＊＊＊＊＊＊＊＊//

```
#define F_CPU 8000000UL
```

//＊＊＊＊＊＊＊＊＊函数声明＊＊＊＊＊＊＊＊＊＊＊＊//

```
void Delay_ms(unsigned int xms);
```

//＊＊＊＊＊＊＊＊＊＊延时函数＊＊＊＊＊＊＊＊＊＊＊//

```
void Delay_ms(unsigned int xms)
{
    unsigned int   i,j;
    for(i=0;i<xms;i++)
    {
    for(j=0;j<1150;j++)
      ;
  }
}
//＊＊＊＊＊＊＊＊＊＊＊＊＊主函数＊＊＊＊＊＊＊＊＊＊＊＊＊//
int main(void)
{
DDRB=0xff;
PORTB=0xff;

while(1)
  {
PORTB=0xff;
    Delay_ms(500);
PORTB=0x00;
    Delay_ms(500);
  }
}
```

以上程序中的毫秒延时函数适用 AVR 单片机时钟频率为 8 MHz,而且延时精度要求不高的程序中使用。

第四节　上肢假肢电机及其驱动

微型直流电机将电池的电能转换为机械能,其产生的机械动力通过传动机构拖动假肢机构运动。假肢用微型直流电机通常要求体积小、低惯量和低噪音等。上肢假肢通常采用低惯量空心杯微型直流电机,它属永磁直流电机类。本节简要介绍永磁直流电机基本方程和运行特性,以及假肢微型直流电机常用驱动类型及电路。

一、假肢电机的基本方程及运行特性

假肢采用永磁直流电机将电能转化为机械能,通过传动机构拖动假肢机构运动。以下简要介绍永磁直流电机的基本方程及运行特性。

（一）基本方程

1. 电磁转矩和感应电动势

当电枢绕组通过电流时，在磁场的作用下产生的电磁转矩 T_{em}，电枢绕组在磁场中运动产生感应电动势 E_a。电磁转矩 T_{em} 和感应电动势 E_a 的计算公式为

$$T_{em} = \frac{pN}{2\pi a}\Phi I_a = C_t\Phi I_a = K_t I_a \tag{6-20}$$

$$E_a = \frac{pN}{60a}\Phi n = C_e\Phi n = K_e n \tag{6-21}$$

式中：p 为极对数；N 为电枢总导体数；a 为电枢绕组并联支路对数；Φ 为每极气隙磁通，单位为 Wb；I_a 为电枢电流，单位为 A；n 为电枢转速，单位为 r/min；K_t 为转矩常数，单位为 N·m/A；K_e 为反电动势常数，单位为 V/(r/min)。

由式（6-20）和式（6-21）可知 $K_t = \frac{60}{2\pi}K_e \approx 0.955K_e$。

2. 电压平衡方程式

永磁直流电机稳态运行时的电压平衡方程式为

$$U = E_a + I_a R_a + \Delta U = K_e n + \frac{T_{em}}{K_t}R_a + \Delta U \tag{6-22}$$

式中：ΔU 为电刷接触电压降，单位为 V；R_a 为电枢电阻，单位为 Ω。

3. 转矩平衡方程式

永磁直流电机稳态运行时的转矩平衡方程式为

$$T_{em} = T_L + T_0 \tag{6-23}$$

式中：T_L 为负载转矩；T_0 为与空载损耗对应的转矩。

（二）稳态运行特性

1. 机械特性

永磁直流电机的机械特性是指当电机端电压恒定时，电机转速随转矩变化的曲线。电压平衡方程式

$$n = \frac{U - \Delta U}{K_e} - \frac{R_a}{K_e K_t}T_{em} \tag{6-24}$$

当 $n = 0$ 时，即可得电机的堵转转矩为

$$T_k = \frac{U - \Delta U}{R_a}K_t \tag{6-25}$$

当电机端电压为不同值时，可得到一组电机 $n = f(T_{em})$ 曲线，即永磁直流电机的机

械特性(图6-32)。

当电机端电压不变时,转速随着转矩的增大而线性下降,当下降的斜率较小时,称永磁直流电机机械特性较硬;反之,称永磁直流电机机械特性较软。不同电压下的机械特性曲线为一组平行直线。

2. 调节特性

当电机电磁转矩不变时,电机转速随电压变化的关系 $n=f(U)$ 称为永磁直流电机的调节特性。式(6-24)可写为

$$n=\frac{U}{K_e}-\frac{\Delta U}{K_e}-\frac{R_a}{K_e K_t}T_{em} \qquad (6-26)$$

当电机电磁转矩为不同值时,由式(6-26)可得到一组 $n=f(U)$ 调节特性曲线(图6-33)。

当电磁转矩一定时,电机转速随端电压的提高而线性上升,电机的电动势常数越大,上升的斜率越小。电磁转矩不同时,调节特性曲线为一组平行直线,其中 $T_{em}=0$ 时的直线为理想空载时的调节特性。

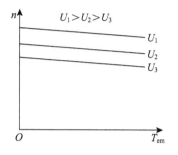

图6-32　永磁直流电机的机械特性

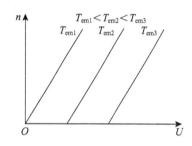

图6-33　永磁直流电机的调节特性

调节特性曲线与横坐标的交点就表示永磁直流电机电磁转矩为 T_{em} 时的起动电压,即 $n=0$ 时,起动电压为

$$U=\Delta U+\frac{R_a}{K_t}T_{em} \qquad (6-27)$$

若负载转矩一定时,电机的端电压应大于起动电压,电机才能转动并达到某一转速。

(三) 动态运行特性

永磁直流电机的动态过程是一个复杂的机电瞬变过程。在整个机电过渡过程中,电气过渡过程和机械过程同时存在,两者交叠在一起,又相互影响。

当永磁直流电机处于瞬变状态时,电机的转速、电枢电流和反电动势都在变化,因此加于电枢两端的电压尚须克服电枢回路的自感电动势。在忽略电刷压降的情况下,此时电机的电压平衡方程式为

$$U=E_a+i_a R_a+L_a\frac{\mathrm{d}i_a}{\mathrm{d}t} \qquad (6-28)$$

式中:U、E_a、i_a 分别表示动态过程中的电压、反电动势和电枢电流;L_a 为电枢回路的自感。

$$E_a=K'e\Omega=K_t\Omega \qquad (6-29)$$

式中:Ω 为转子机械角速度,单位为 rad/s;$K'e$ 为反电动势常数,单位为 V/(rad/s);K_t 为转矩常数,单位为 N·m/A。

动态与稳态不同,当电机转速发生变化时,电磁转矩尚需要有一分量与惯性相平衡。动态时的转矩平衡方程式为

$$T_{em} = T_L + K_D \Omega + J\, \frac{\mathrm{d}\Omega}{\mathrm{d}t} \tag{6-30}$$

$$T_{em} = K_t i_a \tag{6-31}$$

式中:T_{em} 为电磁转矩的瞬时值,单位为 N · m;T_L 为负载转矩,单位为 N · m,包括输出转矩和恒定阻力转矩;J 为电机及负载的转动惯量之和,单位为 kg · m^2;K_D 为阻尼系数,单位为 N · m · s/rad。

对式(6-28)至式(6-31)进行拉普拉斯变换,并令全部初始条件为零,整理可得

$$U(s) - E_a(s) = (L_a s + R_a) I_a(s) \tag{6-32}$$

$$E_a(s) = K_t \Omega(s) \tag{6-33}$$

$$T_{em}(s) - T_L(s) = (Js + K_D)\Omega(s) \tag{6-34}$$

$$T_{em}(s) = K_t I_a(s) \tag{6-35}$$

以外施电压 $U(s)$ 和负载转矩 $T_L(s)$ 为输入量,角速度 $\Omega(s)$ 为输出量,由式(6-32)至式(6-35)可作出永磁直流电机的动态框图(图6-34)。

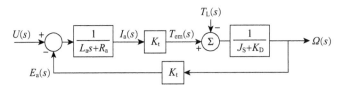

图 6-34　永磁直流电机的动态框图

二、上肢假肢常用电机

驱动上肢假肢的电机因驱动对象不同大致有两种类型。一种是仿生手中驱动手指的微型直流电机,这种微型直流电机的直径通常为 8 mm,长度 25 mm 左右(图6-35)。另一种是用于驱动三指假手的微型直流电机,这种微型直流电机的直径通常为 25 毫米,长度 50 mm 左右(图6-36)。驱动假肢的微型直流电机属于永磁类型微型直流电机。

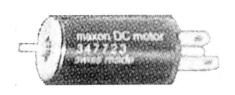

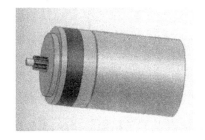

图 6-35　驱动单手指的微型直流电机　　图 6-36　驱动三手指结构假手的微型直流电机

三、上肢假肢电机驱动

假肢的运动主要体现在某一范围内假肢机构的往复运动,这种往复运动通常通过微型直流电机的正反转经传动机构拖动假肢机构来实现。电源通入微型直流电机使其运行的操作称为驱动。直流电源的正极与微型直流电机正端连接,负极与微型直流电机负端连接称为正向驱动方式,反之,称为反向驱动方式。实现假肢微型直流电机驱动的电路主要有以下三种。

(一) 继电器触点型驱动电路

继电器触点型驱动电路(图 6 - 37),图中的 j_1、j_2、j_3 和 j_4 为微型继电器 J_1、J_2、J_3 和 J_4 的触点,J_1、J_2、J_3 和 J_4 微型继电器的线圈受单片机控制。现以单片机输出"低电平"微型继电器线圈通电,其触点闭合;单片机输出"高电平"微型继电器线圈失电,其触点断开,分析继电器触点驱动电路的工作过程。

1. 正向驱动

当单片机的控制信号使微型继电器 J_1、J_3 线圈通电,j_1、j_3 的触点闭合;J_2、J_4 线圈不通电,j_2、j_4 触点断开。由(图 6 - 37)可见,7.2 V 电源的正极经闭合的 j_1 触点至微型直流电机的正端,7.2 V 电源负极(与 0 点连接)经 U(电阻忽略)、经闭合的 j_3 触点至微型直流电机的负端,微型直流电机中有如(图 6 - 37)中实线所示的电流流过,微型直流电机被正向驱动,微型直流电机正向运行。

2. 反向驱动

当单片机的控制信号使微型继电器 J_2、J_4 线圈通电,j_2、j_4 的触点闭合;J_1、J_3 线圈不通电,j_1、j_3 触点断开。由(图 6 - 37)可见,7.2 V 电源的正极经闭合的 j_4 触点至微型直流电机的负端,7.2 V 电源负极(与 0 点连接)经 U(电阻忽略)、经闭合的 j_2 触点至微

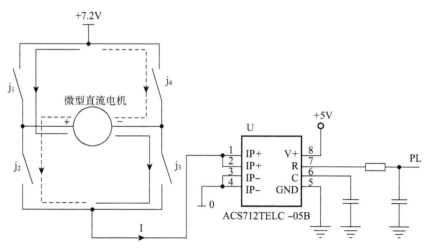

图 6 - 37 继电器触点型驱动电路

型直流电机的正端,微型直流电机中有如(图 6-37)中虚线所示的电流流过,微型直流电机被反向驱动,微型直流电机反向运行。

在单片机的控制程序设计中,要有 J_1、J_3 线圈通电时,J_2、J_4 线圈不通电,J_2、J_4 线圈通电时,J_1、J_3 线圈不通电的互锁功能,以免出现电源短路。

(二) 电子开关型驱动电路

晶体管工作在饱和区时,其 c、e 极之间类似开关导通,工作在截止区时,其 c、e 极之间类似开关断开,晶体管 c、e 极之间的导通、断开受 b 极电平控制,在 b 极电平控制下,其 c、e 极之间可视为一个电子开关。电子开关型驱动电路(图 6-38)。图中 F、R 是来自单片机的转向控制信号,ENABLE 是来自单片机的驱动信号。Q_1、Q_4 NPN 功率型晶体管。$D_1 \sim D_4$ 为续流二极管,可避免异常电压对晶体管造成损坏。

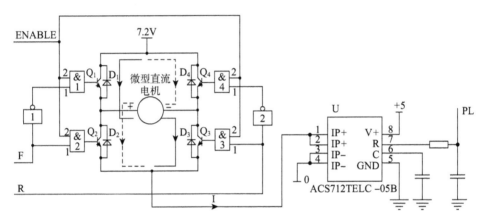

图 6-38　电子开关型驱动电路

1. 正向驱动

当单片机输出的控制信号 F 为 0 电平、R 信号为 1 电平、ENABLE 为 1 电平时,与门 1 的 1 脚与 2 脚为 1 电平;与门 3 的 1 脚与 2 脚为 1 电平;与门 2 的 1 脚为 0 电平,2 脚为 1 电平;与门 4 的 1 脚为 0 电平,2 脚为 1 电平。根据与门的逻辑关系,与门 1、与门 3 输出 1 电平,与门 2、与门 4 输出 0 电平。与门 1、与门 3 输出的 1 电平使 Q_1、Q_3 导通,与门 2、与门 4 输出 0 电平使 Q_2、Q_4 截止。7.2 V 电源的正极经导通的 Q_1 至微型直流电机正端,7.2 V 电源负极(与 0 点连接)经 U(电阻忽略)、经导通的 Q_3 至微型直流电机负端,微型直流电机中有如(图 6-38)中实线所示的电流流过,微型直流电机被正向驱动,微型直流电机正向运行。

2. 反向驱动

当单片机输出的控制信号 F 为 1 电平、R 信号为 0 电平、ENABLE 为 1 电平时,与门 2 的 1 脚与 2 脚为 1 电平;与门 4 的 1 脚与 2 脚为 1 电平;与门 1 的 1 脚为 0 电平,2 脚为 1 电平;与门 3 的 1 脚为 0 电平,2 脚为 1 电平。根据与门的逻辑关系,与门 2、与门 4 输出 1 电平,与门 1、与门 3 输出 0 电平。与门 2、与门 4 输出的 1 电平使 Q_2、Q_4 导通,与门 1、与门 3 输出 0 电平使 Q_1、Q_3 截止。7.2 V 电源的正极经导通的 Q_4 至微型直流电机负端,7.2 V电源负极(与0点连接)经U(电阻忽略)、经导通的Q_2至微型直流电机正端,微型直流电机中有如(图6-38)中虚线所示的电流流过,微型直流电机被反向驱动,微型直流电机反向运行。

在单片机的控制程序设计中,要有Q_1、Q_3导通时,Q_2、Q_4截止;Q_2、Q_4导通时,Q_1、Q_3截止的互锁功能,以免出现电源短路。

(三) A3950ST 集成电路驱动器

A3950ST微型直流电机驱动器为Allegro公司产品。A3950ST采用先进技术,在一片4.5 mm×5.5 mm见方、厚1.2 mm的芯片中集成了控制电路及4个用于驱动微型直流电机的DMOS管电子开关,其比前述的晶体管电子开关具有更小的管压降。A3950ST为一款采用PWM(脉冲宽度调节)方式对微型直流电机进行调速的驱动器,器件内部功能环节示意图见图6-39。

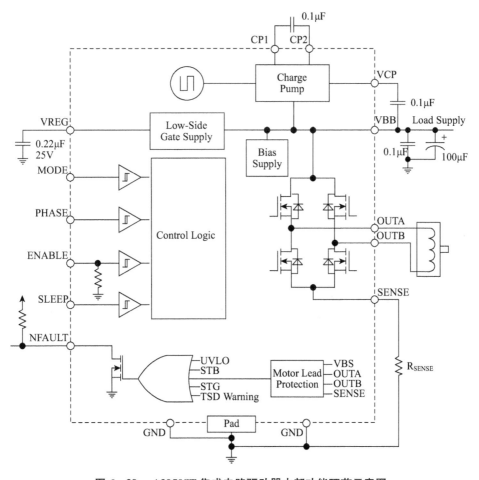

图6-39　A3950ST集成电路驱动器内部功能环节示意图

通过PHASE与ENABLE的输入端可对微型直流电机进行正反转控制及PWM调速。此外,芯片还含有输出端短路、过电流、交叉电流保护功能等。A3950ST工作电压可高达 36 V,峰值电流达±2.8 A。

A3950ST 微型直流电机驱动电路图(图 6-40)。

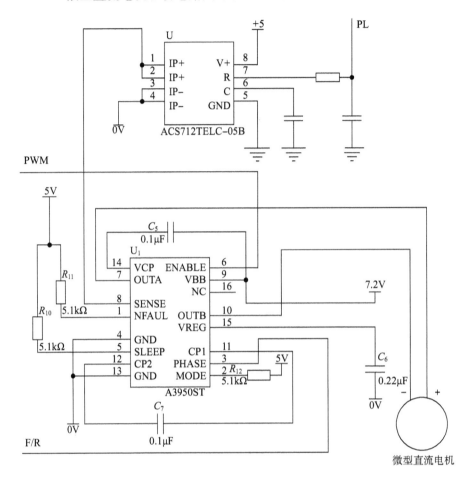

图 6-40　A3950ST 微型直流电机驱动电路

1. 正向驱动

单片机输出高电平信号至 A3950ST 的 PHASE 端,PWM 信号至 ENABLE 端,则微型直流电机被正向驱动,微型直流电机正向运行,转速由 PWM 信号调节。

2. 反向驱动

单片机输出低电平信号至 A3950ST 的 PHASE 端,PWM 信号至 ENABLE 端,则微型直流电机被反向驱动,微型直流电机反向运行,转速由 PWM 信号调节。

(四) 微型直流电机电流检测电路

假肢运动过程中可能会出现过载的异常情况,过载将使微型直流电机的电流异常增大,引起微型直流电机及驱动芯片出现过热。严重时,会导致微型直流电机及器件的损坏。为避免上述情况发生,需要对假肢运动时的微型直流电机电流进行检测,在电流出现异常时,使微型直流电机暂停运行,避免微型直流电机及器件的损坏。在图 6-37、图

6-38 和图 6-40 中都用到了微型直流电机电流检测电路,电流检测电路中的 ACS712TELC-05B 器件为 Allegro 公司产品。

ACS712TELC-05B 芯片中有一段阻值为 1.2 mΩ 的导体,微型直流电机的电流流过其所产生的磁场强度由霍尔器件进行检测,检测信号经过处理及转换,在输出端输出与微型直流电机电流有线性关系的输出电压。ACS712TELC-05B 芯片内功能环节示意图见图 6-41。

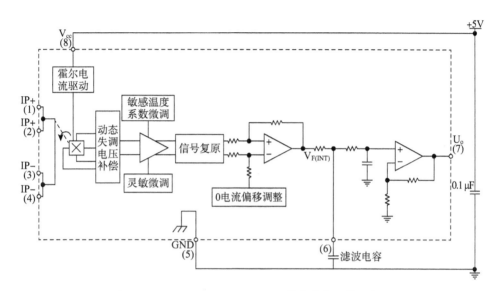

图 6-41　ACS712TELC-05B 芯片内功能环节示意图

微型直流电机电流检测电路(图 6-42)。

ACS712TELC-05B 的电流检测范围为 0~5 A。1、2 脚为微型直流电机电流入端,3、4 脚为电流出端,7 脚为电压输出端。电压输出信号 PL 送单片机,经模/数(A/D)转换后与微型直流电机电流过载设定值进行比较,若比较结果为过载,则使微型直流电机暂停运行。

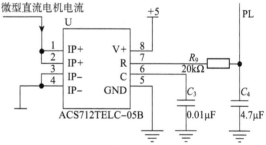

图 6-42　微型直流电机电流检测电路

在上述的三种微型直流电机驱动电路中,继电器触点驱动电路适用于阈值控制,阈值控制假肢的运动速度为不可调节的。继电器要采用高机械寿命、高性能触点的产品。电子开关驱动电路可用于阈值控制,也可用于 PWM 调速。A3950ST 集成电路驱动器广泛应用于微型直流电机的 PWM 调速,本书中的肌电比例控制假手的微型直流电机驱动部分采用了 A3950ST 集成电路驱动器,由其根据控制信号对微型直流电机进行调速,实现了对假手运动速度、出力的肌电比例控制。

第七章 上肢肌电控制假肢

第一节 肌电比例控制假手的工作原理

肌电假手是上肢肌电假肢的最为主要的部分,在替代功能中占有重要地位。上肢大量运动的目的是使手能准确地接近需要操作的对象,手部运动的目的是完成比较精细的操作。握紧、松开是基本的手部运动,上肢肢体运动与手部运动协调配合才能实现上肢运动的最终目的。上肢假肢中肌电控制假手是重点研究内容,上海理工大学在国内率先研制出肌电比例控制假手,假手的运动速度与肌电信号总体成比例,假手的出力与肌电信号总体成比例,可实现比较精准的定位及出力操控。肌电比例控制假手已由假肢公司产品化。

一、假手基本结构

手的大多数操作,主要依靠拇指、示指及中指。肌电比例控制假手采用三指假手,可在大多数情况下满足手的替代功能。三指假手外形[图 7 - 1(a)],基本结构[图 7 - 1(b)]。由图可见,三指假手的手指部分有拇指、示指及中指,其中示指与中指机械关联。微型直流电机运行产生的机械动力经传动机构拖动三指假手实现握紧松开运动。

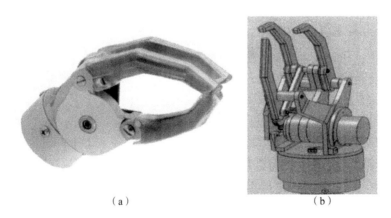

(a)　　　　　　　　　　　　　　(b)

图 7 - 1　三指假手外形及基本结构

为了美观,在假手外还套有与肌肤一致度较高的硅胶仿真手套,硅胶仿真手套的无名指及小拇指内置支撑钢丝,支撑钢丝与中指固定在一起,示指和中指运动带动无名指及小拇指一起运动,提高了假手仿真效果(图7-2)。

三指假手的机械传动结构平面示意图见图7-3,三指假手的机械传动结构立体图见图7-4。

图7-3中微型直流电机输出轴上齿轮1顺时针旋转带动齿轮2逆时针旋转,齿轮2逆时针旋转带动不完全齿轮3顺时针旋转,使与其连接的示指-中指和通过连杆4连接的拇指往松开方向运动。微型直流电机输出轴上齿轮1逆时针旋转时,示指-中指和通过连杆连接的拇指往握紧方向运动。

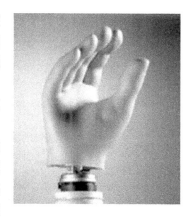

图7-2　配有仿真手套的假手

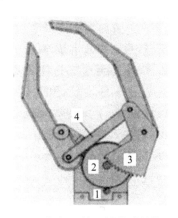

图7-3　三指假手的机械传动结构示意图

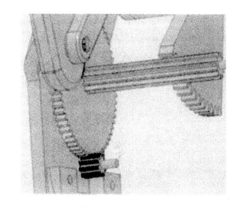

图7-4　三指假手的机械传动结构立体图

二、控制系统简介

将(图6-2)假肢肌电控制系统(共性)组成方框图中的控制器框的控制特性确定为比例控制特性、驱动器框确定为PWM型驱动器和假肢机构框确定为假手机构,则(图6-2)假肢肌电控制系统(共性)组成方框图就演变为假手肌电比例控制系统组成方框图。除有个性定义的方框外,其余具有共性的方框功能请见第六章第一节的相关内容。

三、肌电传感器

肌电比例控制假手由两个肌电传感器分别对与手部运动相关联的前臂屈肌与伸肌的肌电进行检测,并对检测的肌电进行信号处理,而后传送至控制器。

(一)组成环节及其功能

肌电传感器电路组成环节(图7-5)。有关表面肌电检测的原理、信号处理各环节的电路原理、分析及计算等,详见第五章。此处仅对肌电传感器表面电极、检测电路及信号处理各环节的功能作简要说明。

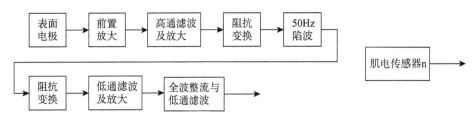

图7-5 肌电传感器组成环节框图   图7-6 肌电传感器简框图

表面电极环节的功能是在皮肤接触的界面将人体电化学活动所产生的离子电流转换成电子电流。前置放大电路环节具有高输入阻抗、高共模抑制比特性,其功能是对表面电极获取的微弱肌电信号进行放大、抑制共模干扰、将双端输入的差分信号进行放大并由单端输出。高通滤波及放大电路环节,其功能是对来自前置放大电路环节肌电信号中低于高通滤波截止频率的信号进行衰减,对信号中高于高通滤波截止频率的信号进行放大。在50 Hz陷波电路环节之前与之后的阻抗转换环节,其功能是减小50 Hz陷波电路前后电路环节对其陷波特性的影响,使50 Hz陷波电路具有比较好的陷波特性。50 Hz陷波电路环节功能是将50 Hz的工频对肌电检测信号的干扰程度减到足够小。低通滤波及放大电路环节的功能是对肌电信号中低于低通滤波截止频率的信号进行放大,对高于低通滤波截止频率的信号进行衰减。全波整流与低通滤波电路环节的功能是将输入的交流肌电信号转换成直流肌电(包络)信号。

肌电经表面电极、前置放大、高通滤波及放大、阻抗变换、50 Hz陷波、阻抗变换、低通滤波及放大和全波整流与低通滤波的信号检测及处理,可将幅值为15 μV、频率为160 Hz的肌电信号放大至幅值近2 V的直流肌电(包络)信号。

为便于本书中多处使用到肌电传感器,对(图7-5)肌电传感器组成环节框图进行简化得到肌电传感器简框图(图7-6),图中n为肌电传感器序号。

(二) 肌电传感器对肌电信号的检测

肌电比例控制假手由两个肌电传感器分别置于前臂与手部运动关联的屈肌与伸肌部位,对屈肌与伸肌的肌电进行检测。屈肌与伸肌的肌电检测示意图(图7-7)。圆角长方框中为肌电传感器的表面电极面,该面须紧贴能产生最大肌电幅值的屈肌、伸肌表面皮肤处,以对肌电进行检测。图7-7中,e_q为肌电传感器1(屈肌)检测的屈肌肌电信号,e_s为肌电传感器2(伸肌)检测的伸肌肌电信号。

大脑运动皮质出现手部运动神经元冲动

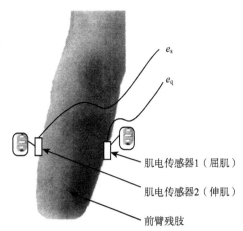

图7-7 屈肌与伸肌肌电信号检测示意图

后,经神经系统的传导使前臂与手部运动相关的屈肌或伸肌的肌纤维出现兴奋,众多肌纤维兴奋在时间和空间上叠加形成肌电。将肌电传感器1(屈肌)置前臂与手部运动相关的屈肌,将肌电传感器2(伸肌)置前臂与手部运动相关的伸肌,在大脑未出现手部运动想象时,屈肌与伸肌的肌电信号曲线[图7-8(a)];出现手部握紧运动想象时,屈肌与伸肌肌电信号曲线[图7-8(b)];出现手部松开运动想象时,屈肌与伸肌肌电信号曲线[图7-8(c)]。

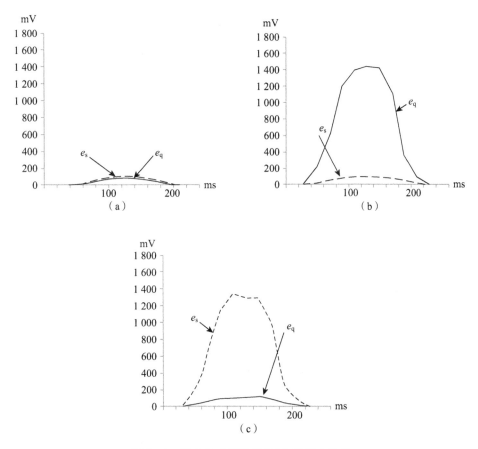

图7-8　肌电传感器输出的屈、伸肌电信号

由[图7-8(a)]可见,大脑未有手部运动想象时,肌电传感器1(屈肌)、肌电传感器2(伸肌)测得肌电信号都很小。由[图7-8(b)]可见,大脑出现手部握紧运动想象时,肌电传感器1(屈肌)的信号幅值明显大于肌电传感器2(伸肌)的信号幅值。由[图7-8(c)]可见,大脑出现手部松开运动想象时,肌电传感器2(伸肌)的信号幅值明显大于肌电传感器1(屈肌)的信号幅值。肌电传感器1(屈肌)、肌电传感器2(伸肌)测得肌电信号的状态是肌电比例控制系统对假手进行控制的主要依据。

四、控制器与驱动器

控制器与驱动器电路见图 7 - 9。

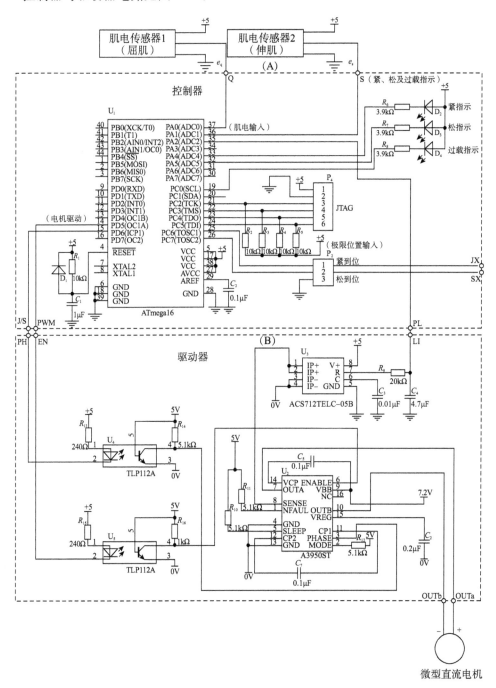

图 7 - 9　控制器与驱动器电路

(一) 控制器电路

控制器电路见控制器与驱动器电路(图 7-9)中的(A)框部分。控制器是假手肌电比例控制系统中的重要部分,控制器中的核心器件是单片机。单片机电路环节包含单片机芯片及上电复位、JTAG 接口、握紧、松开及过载显示等外围电路。上电复位电路在单片机通电时,对指定寄存器置初始值,JTAG 接口电路用于程序的下载及程序调试。握紧、松开及过载显示电路用于显示单片机握紧、松开及微型直流电机电流过载状态。单片机的主要功能:通过程序对来自 ADC0 端、ADC1 端的屈肌、伸肌的肌电信号进行模数(A/D)转换,对肌电数据进行分析、判别和运算等,产生与大脑手部运动想象相对应的控制信号。控制微型直流电机转向的信号由单片机 PD6 端输出,与肌电信号成比例的脉冲宽度调制(PWM)信号由 PD5 端输出。程序对来自 PC6 端的握紧极限信号、PC7 端的松开极限信号及 PA2 端的微型直流电机电流信号进行处理,及时调整微型直流电机的运行状态。程序处理的握紧、松开和微型直流电机电流过载标志信号由单片机 PA4 端、PA5 端和 PC0 端输出。

控制器的 Q 端接收肌电传感器 1(屈肌)的 e_q 信号,并将其传送至单片机 ADC0 端。控制器的 S 端接收肌电传感器 2(伸肌)的 e_s 信号,并将其传送至单片机 ADC1 端。控制器 JX 端接收握紧极限开关信号,并将其传送至单片机 PC6 端。控制器 SX 端接收松开极限开关信号,并将其传送至单片机 PC7 端。控制器 PL 端接收驱动器传送来的微型直流电机电流信号,并将其传送至单片机 PA2 端。单片机 PD6 端输出控制微型直流电机转向信号至控制器 J/S 端。单片机 PD5 端输出与肌电信号成比例的脉冲宽度调制(PWM)信号至控制器 PWM 端。

(二) 驱动器电路

驱动器电路见控制器与驱动器电路(图 7-9)中的(B)框部分。A3950ST 芯片和外围器件构成的微型直流电机驱动电路环节,其功能是对输入至 PHASE 端、ENABLE 端的控制信号进行处理,在 A3950ST 的 OUTA 端、OUTB 端产生与 PHASE 端、ENABLE 端控制信号对应电压极性和脉冲宽度调制(PWM)的驱动电压,驱动微型直流电机运行。ACS712TELC-05B 芯片和外围器件构成微型直流电机电流检测环节,其功能是对微型直流电机电流进行检测。

U_4、U_5 光电耦合器对控制器与驱动器之间的信号实现电气隔离,控制器的控制信号由光电耦合器的发光二极管转换为光信号发送至光电耦合器的光敏三极管,光敏三极管将光信号转换为电信号。

驱动器的 PH 端接收控制器 J/S 端传送来的微型直流电机转向控制信号,驱动器的 EN 端接收控制器 PWM 端传送来的与肌电信号成比例的脉冲宽度调制(PWM)控制信号。驱动器的 OUTa 端、OUTb 端接微型直流电机正端、负端。微型直流电机的电流信号至驱动器的 LI 端,并传送至控制器的 PL 端。

为便于书中其他处使用,对图 7-9 所示的肌电传感器、控制器、PWM 驱动器和微型直流电机以方框图形与方框中的文字进行表示(图7-10)。文字中的 n 用于区分多个PWM驱动器与微型直流电机。

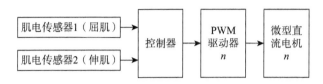

图 7-10　肌电比例控制的图形及文字表示

五、比例控制特性

肌电比例控制特性为肌电信号小于起始值时,假手机构不运动,肌电信号大于或等于起始值时,假手机构运动的角速度与肌电信号呈比例关系(图7-11)。

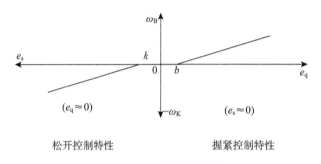

图 7-11　比例控制特性

图 7-11 中,e_q 为屈肌的肌电信号,e_s 为伸肌的肌电信号,b 为假手握紧运动的肌电起始值,k 为假手松开运动的肌电起始值,ω_B 为假手握紧的角速度,$-\omega_K$ 为假手松开的角速度。起始值一般为经处理后肌电信号最大值的 3%,起始值的作用是对可能出现的干扰信号不予响应。当 $e_q \geqslant b$ 且 $e_s \approx 0$,假手握紧角速度与屈肌的肌电信号呈比例关系;当 $e_s \geqslant k$ 且 $e_q \approx 0$,假手松开的角速度与伸肌的肌电信号呈比例关系;当 e_q、e_s 均小于各自起始值,则 $\omega_B = 0$、$-\omega_K = 0$,假手不运动,停在假手运动范围内任意位置。图 7-11 比例控制特性为理想比例控制特性。

六、控制程序基本框架

肌电比例控制假手的运动状态由控制器中的单片机程序进行控制,程序对屈肌、伸肌的肌电信号进行模数(A/D)转换、对肌电数据进行分析、判别和运算等处理,产生与大脑手部运动想象相对应的控制信号。程序主要有模数(A/D)转换、数据处理、控制和PWM四部分,其中的模数(A/D)转换及 PWM 程序部分在第六章中已作说明。此处,给出控制程序的基本框架(图7-12)。

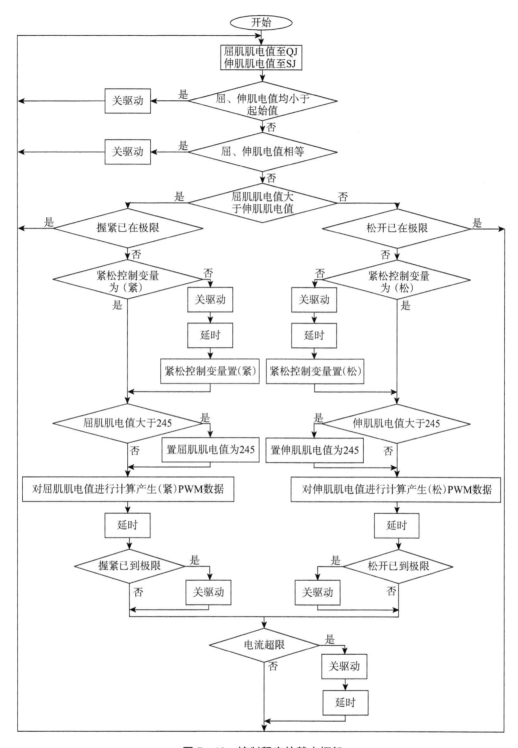

图 7 - 12 控制程序的基本框架

控制程序的主要功能将在以下的工作过程部分进行说明。

七、工作原理

通过将(图 6-2)假肢肌电控制系统(共性)组成方框图中的控制器框的控制特性确定为比例控制特性、驱动器框确定为 PWM 驱动器和假肢机构框确定为假手机构,即可用其简介肌电比例控制假手的工作原理。

肌电比例控制假手的工作原理:视觉器官感受外界信息,通过视觉神经及其传导路径至大脑枕叶皮质,大脑枕叶皮质及脑中与视觉相关皮质、区域对视觉信息进行处理后,经神经网络至大脑额叶皮质,大脑额叶皮质对外界信息进行思考,其间,大量与思考及判断相关神经元频繁产生神经冲动。大脑额叶皮质思考的结果若涉及手部运动,将出现手部运动想象,经大脑额叶皮质通过神经网络与脑中和运动相关的皮质及区域协同运作,使大脑运动皮质与手部运动相关的神经元出现冲动。大脑运动皮质与手部运动相关的神经冲动经神经系统传导至脊髓前角 α 运动神经元,α 运动神经元冲动通过神经肌肉接头使其所支配的与手部运动相关的肌纤维出现兴奋,导致其表面皮肤的肌电出现变化。肌电传感器对肌电进行检测,肌电信号传至控制器,控制器中的单片机对信号进行模数(A/D)转换,控制程序对肌电数据进行分析、判别和运算,并根据比例控制特性进行处理,产生与大脑手部运动想象对应的控制信号至 PWM 驱动器,PWM 驱动器根据控制信号产生电压驱动微型直流电机运行,微型直流电机输出的机械动力通过传动机构拖动假手机构实现大脑中所想象的手部运动。控制特点:假手机构运动速度与肌电信号总体成比例;假手机构出力与肌电信号总体成比例。

八、工作过程

(一) 工作过程框图

肌电比例控制假手握紧、松开杯子的工作过程框图(图 7-13)。

肌电比例控制假手通过接受腔置前臂残肢,肌电传感器置于前臂手部运动关联的屈肌与伸肌表面皮肤,此时人与肌电比例控制假手构成了一个视觉反馈的闭环控制系统。

(二) 工作过程的三个阶段

工作过程包括生物电产生,肌电比例控制和假手机构运动三个阶段。下面以肌电比例控制假手握紧、松开杯子(杯子为一次性薄壁塑料杯)为例,对工作过程的三个阶段作简要说明。

1. 生物电产生阶段

肌电比例控制假手工作过程的生物电产生阶段涉及(图 7-13)中的视觉器官框、大脑框、脊髓框、神经肌肉接头框、肌纤维兴奋框和肌电框。图 7-13 中,杯子信息通过视觉器官经视觉神经至大脑枕叶皮质,由枕叶皮质及脑中与视觉相关皮质及区域进行处理,经神经网络至大脑额叶皮质,额叶皮质对杯子信息进行思考,一般会有两种思考情况,一种是不要握紧杯子,则大脑额叶皮质不产生手部运动想象,不存在大脑神经网络向

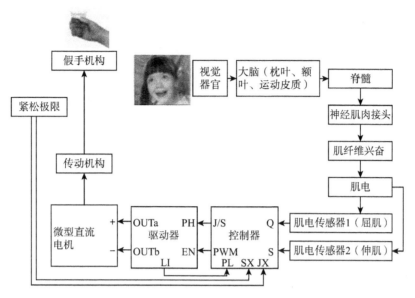

图 7 - 13　肌电比例控制假手握紧、松开杯子的工作过程框图

大脑运动皮质传导握紧杯子的神经冲动。一种是从桌上握紧杯子,喝水后再将其放回桌子。对于后一种情况,大脑额叶皮质产生手部握紧杯子运动想象,通过大脑神经网络向大脑运动皮质传导握紧杯子的神经冲动,运动神经元冲动传导至脊髓前角 α 运动神经元,α 运动神经元冲动通过神经肌肉接头使前臂与手部运动相关屈肌产生兴奋,屈肌的肌电出现明显增幅,伸肌的肌电保持低幅值。喝水过程完成,大脑额叶皮质产生手部松开杯子运动想象,通过大脑神经网络向大脑运动皮质传导松开杯子的神经冲动,运动神经元冲动传导至脊髓前角 α 运动神经元,α 运动神经元冲动通过神经肌肉接头使前臂与手部运动相关伸肌产生兴奋,伸肌的肌电出现明显增幅,屈肌的肌电保持低幅值。

肌电增幅的大小与大脑手部运动想象在运动皮质引发的运动神经元的数量、类型、单个运动单位的电位变化频率和动作电位的传导速度等相关。从视觉器官感受信息到屈肌、伸肌产生肌电的整个过程包含大量不同功能的神经元、运动神经元对信息的处理及相关神经元之间生物电的传导。

2. 肌电比例控制阶段

肌电比例控制假手工作过程的肌电比例控制阶段涉及图 7 - 13 中的肌电传感器 1 (屈肌)框、肌电传感器 2(伸肌)框、控制器框和驱动器框。肌电比例控制假手的肌电传感器 1(屈肌)、肌电传感器 2(伸肌)分别放置于前臂与手部运动关联的屈肌、伸肌表面皮肤。大脑出现手部运动想象的肌电变化由肌电传感器 1(屈肌)、肌电传感器 2(伸肌)检测后输出至控制器 Q 端、S 端。控制器中的单片机对 Q 端、S 端接收的模拟量肌电信号进行模数(A/D)转换得到肌电信号的数字量,屈肌肌电数字量至数据寄存器 QJ,伸肌肌电数字量至数据寄存器 SJ。以下结合(图 7 - 12)控制程序基本框架对握紧及松开杯子的肌电比例控制过程进行简要说明。

(1) 杯子握紧的肌电比例控制

大脑有握紧杯子的意向时,首先要通过视觉判断假手松开程度,若假手松开程度可以握紧杯子时,大脑产生握紧杯子的手部运动想象,否则先要产生松开的手部运动想象,使假手先松开到可握紧杯子的程度。在假手松开程度符合要求时,大脑将产生握紧杯子的手部运动想象,这时的屈肌的肌电值明显大于伸肌肌电值,类似[图7-8(b)]。屈肌与伸肌的肌电模拟量信号由单片机中的模数(A/D)程序转换成数字量,屈肌肌电数字量存数据寄存器QJ,伸肌肌电数字量存数据寄存器SJ。程序判别屈肌的肌电值大于伸肌的肌电值;屈肌的肌电值大于或等于起始值;握紧未在极限状态后,再对紧松控制变量的状态进行判别,若紧松控制变量为"紧"状态直接进入下一判断程序,若紧松控制变量不为"紧"状态,则关驱动、延时,将紧松控制变量设置为"紧"状态,再进入下一判断程序。紧松控制变量确定为"紧"状态之后,对屈肌的肌电值进行是否大于245的判别,若小于245,对屈肌的肌电值进行计算,产生与肌电信号成比例的PWM数据,若大于245,则产生PWM数据最大值。程序处理所产生紧松控制变量"紧"状态数据由控制器J/S端传送至驱动器PH端,PWM数据由控制器PWM端传送至驱动器EN端。驱动器对这些信号进行处理,产生符合握紧的电压极性及与肌电信号成比例的电压至驱动器OUTa、OUTb端。

（2）松开杯子的肌电比例控制

大脑产生松开杯子的手部运动想象时,伸肌的肌电值明显大于屈肌肌电值,类似[图7-8(c)]。伸肌与屈肌的肌电模拟量信号由单片机中的模数(A/D)程序转换成数字量,伸肌肌电数字量存数据寄存器SJ,屈肌肌电数字量存数据寄存器QJ。程序判别伸肌的肌电值大于屈肌的肌电值;伸肌的肌电值大于或等于起始值;松开未在极限状态后,再对紧松控制变量的状态进行判别,若紧松控制变量为"松"状态直接进入下一判断程序,若紧松控制变量不为"松"状态,则关驱动、延时,将紧松控制变量设置为"松"状态,再进入下一判断程序。紧松控制变量确定为"松"状态之后,对伸肌的肌电值进行是否大于245的判别,若小于245,对伸肌的肌电值进行计算,产生与肌电信号成比例的PWM数据,若大于245,则产生PWM数据最大值。程序处理所产生紧松控制变量"松"状态数据由控制器J/S端传送至驱动器PH端,PWM数据由控制器PWM端传送至驱动器EN端。驱动器对这些信号进行处理,产生符合松开的电压极性及与肌电信号成比例的电压至驱动器OUTa、OUTb端。

3. 假手机构运动阶段

肌电比例控制假手工作过程的假手机构运动阶段涉及(图7-13)中微型直流电机框、传动机构框、假手机构框和紧松极限框。

驱动器OUTa、OUTb端输出握紧电压时,微型直流电机运行,微型直流电机输出的机械动力经传动机构拖动假手机构实行握紧运动。

假手在接触杯子时,闭环控制系统将通过几次屈肌肌电与伸肌肌电短暂、小幅的交替变化,对握紧的握力进行小幅度的调整,在达到适当握力后,停止手部运动想象,屈肌的肌电值与伸肌的肌电值均低于起始值,类似[图7-8(a)],驱动器停止驱动,假手机构运动停止。

驱动器OUTa、OUTb端输出松开电压时,微型直流电机运行,微型直流电机输出的机械动力经传动机构拖动假手机构实行松开运动。

根据微型直流电机的调节特性、三指假手的机械传动结构及实验曲线(图7-15)可得假手机构的运动速度与肌电信号总体成比例。实验曲线(图 7-17)显示,在假手触及硬质物品时,假手的握力与肌电信号总体成比例。

在假手机构运动至握紧极限或松开极限时,握紧极限信号至控制器传 JX 端,松开极限信号至控制器 SX 端,控制程序检测到握紧极限信号或松开极限信号,将执行关闭驱动操作,使微型直流电机停止运行,待出现与所在极限位置相反的运动想象,而且传感器得到的肌电值大于起始值时,微型直流电机运行,经传动机构拖动假手机构向极限位置相反方向运动,假手机构脱离极限位置。

无论何种原因,在微型直流电机出现过载,即微型直流电的运行电流大于或等于设定的极限值时,程序将执行关闭驱动操作,使微型直流电机停止运行,直至检测到的微型直流电机的运行电流小于极限值时,微型直流电机才恢复正常运行。

肌电比例控制假手对杯子的操作是一个具有视觉反馈、手部运动想象变化、假手状态精细调整的闭环控制过程。

九、工作特性及技术数据

(一) 主要工作特性

肌电比例控制系统主要工作特性有静态特性和动态特性两种。

1. 静态特性

模拟肌电的线性信号输入到肌电传感器,根据其稳定输出的数据,可得肌电传感器的静态特性。线性信号输入到肌电比例控制系统,根据其稳定的输出电压、电流和握力数据,可得肌电比例控制系统的电压、电流和握力静态特性。

(1) 肌电传感器静态特性

肌电传感器静态特性(图 7-14)。

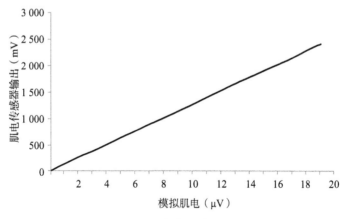

图 7-14 肌电传感器静态特性

(2) 肌电比例控制系统电压静态特性

肌电比例控制系统电压静态特性(图 7-15)。

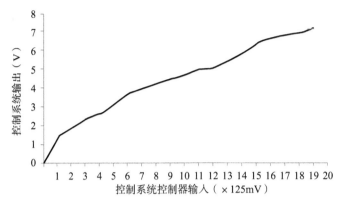

图 7-15 肌电比例控制系统电压静态特性

（3）肌电比例控制系统电流静态特性

肌电比例控制系统电流静态特性（图 7-16）。

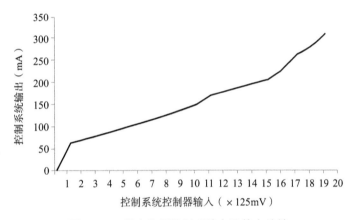

图 7-16 肌电比例控制系统电流静态特性

（4）肌电比例控制系统握力静态特性

肌电比例控制系统握力静态特性（图 7-17）。

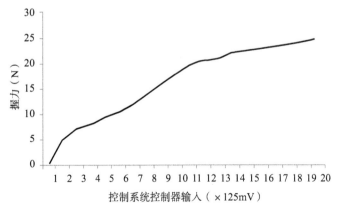

图 7-17 肌电比例控制系统握力静态特性

2. 动态特性

肌电比例控制系统的动态特性是指肌电信号随时间变化时,肌电比例控制假手的时间响应特性。肌电比例控制假手的动态特性与肌电传感器、控制器、驱动器、微型直流电机、传动机构、假手机构都有不同程度的关联。在动态变化过程中各变量之间的相互关系的数学表达式称为数学模型,常用的数学模型有微分方程和传导函数等。用传导函数表达的肌电比例控制假手的动态结构图(图 7 - 18)。

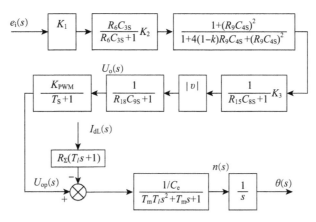

图 7 - 18　肌电比例控制假手的动态结构图

k 值与陷波特性有关,见图 5 - 21。T_m 为机电时间常数。T_l 为电磁时间常数。

(图 7 - 13)中从视觉接收信息经大脑判断,产生运动想象,大脑运动皮质的运动神经元出现冲动,经脊髓至 α 神经元,α 神经元的冲动通过神经肌肉接头使肌纤维兴奋而

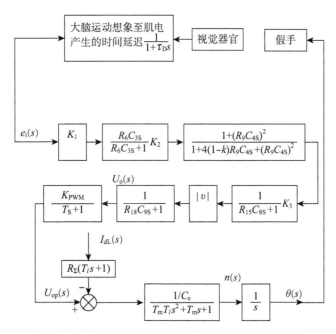

图 7 - 19　肌电比例控制假手的闭环控制动态结构图

产生肌电,其间需要一段时间,这段时间在肌电比例控制假手的闭环控制系统中以一个延迟环节替代,可得肌电比例控制假手的闭环控制动态结构图(图7-19)。大脑出现手部运动想象至肌电产生的时间延迟 τ_D 因人而异。

(二) 主要技术数据

现以上海理工大学研制,并由假肢公司产品化的前臂一自由度肌电比例控制假肢(图7-20)为例,对其主要技术数据进行介绍。

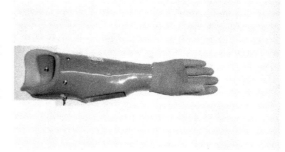

最大开手距离:100 mm。

比例开合速度:15～120 mm/s。

比例握力: 0～25 N。

电源: 7.2 V 锂电池。

图7-20 前臂一自由度肌电比例控制假肢

肌电比例控制假手适合前臂大部分保留,大脑运动皮质至前臂屈肌、伸肌之间运动神经系统良好,经过生物反馈训练,在大脑出现手部运动想象时,在屈肌、伸肌皮肤表面呈现良好肌电,对假手定位及握力操控有较高要求的截肢患者。

第二节 肌电阈值控制假手的工作原理

肌电阈值控制假手根据肌电的阈值控制假手的运动和停止。肌电信号大于或等于阈值时,假手机构运动,肌电信号小于阈值时,假手机构运动停止。假手机构运动的角速度为常量,假手机构的出力为常量。

一、假手基本结构

肌电阈值控制假手采用三指假手。三指假手的外形和基本结构等请见本章第一节中相关部分。

二、控制系统简介

当(图6-2)假肢肌电控制系统(共性)组成方框图中的控制器框的控制特性确定为阈值控制特性、驱动器框确定为电子开关型驱动器和假肢机构框确定为假手机构,则(图6-2)假肢肌电控制系统(共性)组成方框图就演变为假手肌电阈值控制系统组成方框图。除有个性定义的方框外,其余具有共性的方框功能请见第六章第一节的相关内容。

三、肌电传感器

肌电传感器请见本章第一节中相关部分。

四、控制器与驱动器

（一）控制器与驱动器电路

控制器与驱动器电路见图 7-21。图中 A 框为控制器电路，B 框为驱动器电路。

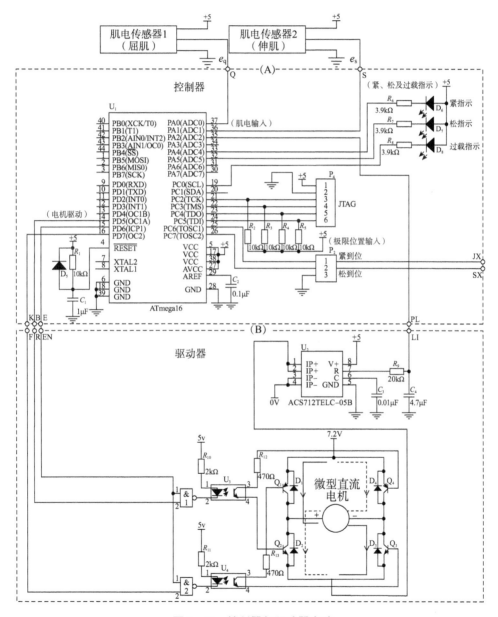

图 7-21　控制器与驱动器电路

（二）控制器电路

控制器电路见控制器和驱动器电路（图 7-21）中的（A）框部分。控制器是假手肌电阈值控制系统中的重要部分，控制器中的核心器件是单片机。单片机电路环节包含单片机芯片及上电复位、JTAG 接口、握紧、松开及过载显示等外围电路。上电复位电路在单片机通电时，对指定寄存器置初始值，JTAG 接口电路用于程序的下载及程序调试。握紧、松开及过载显示电路用于显示单片机握紧、松开及微型直流电机电流过载状态。单片机的主要功能：通过程序对来自 ADC0、ADC1 端的屈肌、伸肌的肌电信号进行模数（A/D）转换，对肌电数据进行分析、判别和运算等，产生与大脑手部运动想象相对应的控制信号。控制微型直流电机转向信号由单片机 PD7 端、PD5 端输出，驱动微型直流电机运行的控制信号由单片机 PD6 端输出。程序对来自 PC6 端的握紧极限信号、PC7 端的松开极限信号及 PA2 端的微型直流电机电流信号进行处理，及时调整微型直流电机的运行状态。程序处理的握紧、松开和微型直流电机电流过载标志信号由单片机 PA4 端、PA5 端和 PC0 端输出。

控制器的 Q 端接收肌电传感器 1（屈肌）的 e_q 信号，并将其传送至单片机 ADC0 端。控制器的 S 端接收肌电传感器 2（伸肌）的 e_s 信号，并将其传送至单片机 ADC1 端。控制器 JX 端接收握紧极限开关信号，并将其传送至单片机 PC6 端。控制器 SX 端接收松开极限开关信号，并将其传送至单片机 PC7 端。控制器 PL 端接收驱动器传送来的微型直流电机的电流信号，并将其传送至单片机 PA2 端。单片机 PD7 端、PD5 端输出微型直流电机转向信号至控制器 K 端、B 端，单片机 PD6 端输出微型直流电机运行驱动信号至控制器 E 端。

（三）驱动器电路

驱动器电路见控制器和驱动器电路（图 7-21）中的（B）框部分。2 个与非门、2 个光电耦合器、$Q_1 \sim Q_4$ 功率晶体管和 $D_1 \sim D_4$ 续流二极管如图连接构成微型直流电机驱动环节，其功能是根据控制信号驱动微型直流电机正转或反转。ACS712TELC-05B 芯片和外围器件构成微型直流电机电流检测环节，其功能是对微型直流电机电流进行检测。

U_3、U_4 光电耦合器的作用见肌电比例控制假手驱动器电路的相关内容。

驱动器的 F 端、R 端接收控制器 K 端、B 端传送来的微型直流电机转向控制信号，驱动器的 EN 端接收控制器 E 端传送来的驱动微型直流电机运行的控制信号。微型直流电机的运行电流至驱动器的 LI 端，并传送至控制器的 PL 端。

1. 正向驱动

控制器 K 端 1 电平信号至驱动器 F 端，控制器 B 端 0 电平信号至驱动器 R 端，控制器 E 端 1 电平信号至驱动器 EN 端，与非门 2 的 1 脚与 2 脚为 1 电平；与非门 1 的 1 脚为 1 电平，2 脚为 0 电平；根据与非门的逻辑关系，与非门 2 输出 0 电平、与非门 1 输出 1 电平。与非门 2 输出的 0 电平使光电耦合器 U_4 的光敏三极管导通，功率晶体管 Q_1、Q_3 导通；与非门 1 输出的 1 电平使光电耦合器 U_3 的光敏三极管截止，功率晶体管 Q_2、Q_4 截止。电流从微型直流电机正端流入负端流出，面对微型直流电机输出轴，输出轴呈顺时针旋转。根据本章第一节三指假手有关内容，微型直流电机输出轴顺时针旋转时，假手机构为松开运动。

2. 反向驱动

控制器 K 端 0 电平信号至驱动器 F 端,控制器 B 端 1 电平信号至驱动器 R 端,控制器 E 端 1 电平信号至驱动器 EN 端,与非门 1 的 1 脚与 2 脚为 1 电平;与非门 2 的 1 脚为 1 电平,2 脚为 0 电平。根据与非门的逻辑关系,与非门 1 输出 0 电平,与非门 2 输出 1 电平。与非门 1 输出的 0 电平使光电耦合器 U_3 的光敏三极导通,功率晶体管 Q_2、Q_4 导通;与非门 2 输出 1 电平使光电耦合器 U_4 的光敏三极管截止,功率晶体管 Q_1、Q_3 截止。电流从微型直流电机负端流入正端流出,面对微型直流电机输出轴,输出轴呈逆时针旋转。根据本章第一节三指假手有关内容,微型直流电机输出轴逆时针旋转时,假手机构为握紧运动。

微型直流电机的电流至 ACS712TELC－05B 电流输入端,其输出端输出与微型直流电机电流成比例的直流电压。

五、阈值控制特性

阈值控制特性为肌电信号小于阈值时,假手机构不运动,肌电信号大于或等于阈值时,假手机构运动,假手机构运动的角速度为常量(图 7 - 22)。

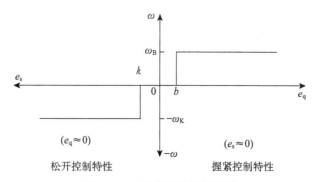

图 7 - 22 肌电阈值控制特性

设 e_q 为屈肌的肌电信号,e_s 为伸肌的肌电信号,b 为假手握紧运动的阈值,k 为假手松开运动的阈值 ω_B 为假手握紧的角速度,$-\omega_K$ 为假手松开的角速度。当 $e_q \geqslant b$ 且 $e_s \approx 0$,假手握紧角速度 ω_B 为某一常量;当 $e_s \geqslant k$ 且 $e_q \approx 0$,假手松开角速度 $-\omega_K$ 为某一常量;当 e_q、e_s 均小于各自阈值,则 $\omega_B = 0$,$-\omega_K = 0$,假手不运动,停在假手运动范围内任意位置。(图 7 - 22)阈值控制特性为理想阈值控制特性。

六、控制程序基本框架

肌电阈值控制假手的运动状态由控制器中的单片机程序进行控制,程序对屈肌、伸肌的肌电信号进行模数(A/D)转换,对肌电数据进行比较、判别和运算等处理,产生与大脑手部运动想象相对应的控制信号。程序主要有模数(A/D)转换、数据处理、控制三部分,其中的模数(A/D)程序部分在第六章中已作说明。此处,给出控制程序的基本框架(图 7 - 23)。

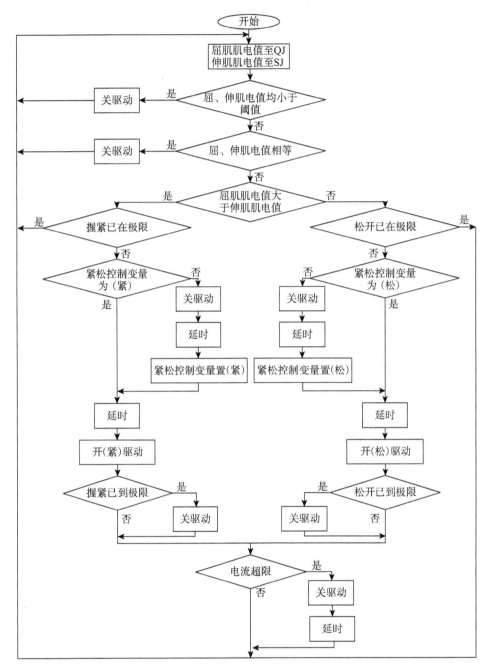

图 7-23　控制程序基本框架

控制程序的主要功能将在以下的工作过程部分进行说明。

七、工作原理

通过将(图 6-2)假肢肌电控制系统(共性)组成方框图中的控制器框的控制特性确定为阈值控制特性、驱动器框确定为电子开关型驱动器和假肢机构框确定为假手机构,即可用其简介肌电阈值控制假手的工作原理。

肌电阈值控制假手的工作原理：视觉器官感受外界信息,通过视觉神经及其传导路径至大脑枕叶皮质,大脑枕叶皮质及脑中与视觉相关皮质、区域对视觉信息进行处理后,经神经网络至大脑额叶皮质,大脑额叶皮质对外界信息进行思考,其间,大量与思考及判断相关神经元频繁产生神经冲动。大脑额叶皮质思考的结果若涉及手部运动,将出现手部运动想象,经大脑额叶皮质通过神经网络与脑中和运动相关的皮质及区域协同运作,使大脑运动皮质与手部运动相关的神经元出现冲动。大脑运动皮质与手部运动相关的神经冲动经神经系统传导至脊髓前角 α 运动神经元,α 运动神经元冲动通过神经肌肉接头使其所支配的与手部运动相关的肌纤维出现兴奋,导致其表面皮肤的肌电出现变化。肌电传感器对肌电进行检测,肌电信号至控制器,控制器中的单片机对信号进行模数(A/D)转换,控制程序对肌电数据进行分析、判别和运算,根据阈值控制特性进行处理产生与大脑手部运动想象对应的控制信号至驱动器,驱动器根据控制信号产生电压驱动微型直流电机运行,微型直流电机输出的机械动力经传动机构拖动假手机构实现大脑中所想象的手部运动。控制特点:肌电信号大于或等于阈值时,假手机构即刻运动直至肌电信号小于阈值而运动停止。假手机构运动速度为常量,假手机构的出力为常量。

八、工作过程

(一) 工作过程框图

肌电阈值控制假手握紧、松开杯子的工作过程框图(图 7 - 24)。

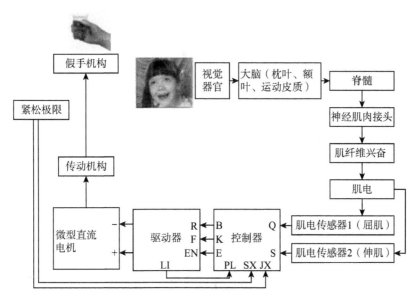

图 7 - 24　肌电阈值控制假手握紧、松开杯子的工作过程框图

肌电阈值控制假手通过接受腔置前臂残肢,肌电传感器置于前臂与手部运动关联的屈肌与伸肌表面皮肤,此时人与肌电阈值控制假手构成了一个视觉反馈的闭环控制系统。

(二) 工作过程的三个阶段

工作过程包括生物电产生、肌电阈值控制和假手机构运动三个阶段。下面以肌电阈值控制假手握紧松开杯子(杯子为硬塑料杯)为例,对工作过程的三个阶段作简要说明。

1. 生物电产生阶段

肌电阈值控制假手工作过程的生物电产生阶段涉及(图 7-24)中的视觉框、大脑框、脊髓框、神经肌肉接头框、肌纤维兴奋框和肌电框。(图 7-24)中,杯子信息通过视觉器官经视觉神经至大脑枕叶皮质,由枕叶皮质及脑中与视觉相关皮质及区域进行处理,经神经网络至大脑额叶皮质,额叶皮质对杯子信息进行思考,一般会有两种思考情况,一种是不要握紧杯子,则大脑额叶皮质不产生手部运动想象,不存在大脑神经网络向大脑运动皮质传导握紧杯子的神经冲动。一种是从桌上握紧杯子,喝水后再将其放回桌子。对于后一种情况,大脑额叶皮质产生手部握紧杯子运动想象,通过大脑神经网络向大脑运动皮质传导握紧杯子的神经冲动,运动神经元冲动传导至脊髓前角 α 运动神经元,α 运动神经元冲动通过神经肌肉接头使前臂与手部运动相关屈肌产生兴奋,屈肌的肌电出现明显增幅,伸肌的肌电保持低幅值。喝水过程完成,大脑额叶皮质产生手部松开杯子运动想象,通过大脑神经网络向大脑运动皮质传导松开杯子的神经冲动,运动神经元冲动传导至脊髓前角 α 运动神经元,α 运动神经元冲动通过神经肌肉接头使前臂与手部运动相关伸肌产生兴奋,伸肌的肌电出现明显增幅,屈肌的肌电保持低幅值。

肌电增幅的大小与大脑手部运动想象在运动皮质引发的运动神经元的数量、类型、单个运动单位的电位变化频率和动作电位的传导速度等相关。从视觉器官感受信息到屈肌、伸肌产生肌电的整个过程包含大量不同功能的神经元、运动神经元对信息的处理及相关神经元之间生物电的传导。

2. 肌电阈值控制阶段

肌电阈值控制假手工作过程的肌电控制阶段涉及(图 7-24)中的肌电传感器 1(屈肌)框、肌电传感器 2(伸肌)框、控制器框和驱动器框。肌电阈值控制假手的肌电传感器 1(屈肌)、肌电传感器 2(伸肌)分别放置于前臂与手部运动关联的屈肌、伸肌表面皮肤。大脑出现手部运动想象的肌电变化由肌电传感器 1(屈肌)、肌电传感器 2(伸肌)检测后输出至控制器 Q 端、S 端。控制器中的单片机对 Q 端、S 端接收的模拟量肌电信号进行模数(A/D)转换得到肌电信号的数字量,屈肌肌电数字量至数据寄存器 QJ,伸肌肌电数字量至数据寄存器 SJ。以下结合(图 7-23)控制程序的基本框架对握紧及松开杯子的肌电阈值控制过程进行简要说明。

(1) 杯子握紧的肌电阈值控制

大脑有握紧杯子的意向时,首先要通过视觉判断假手松开程度,若假手松开程度可以握紧杯子时,大脑产生握紧杯子的手部运动想象,否则先要产生松开的手部运动想象,使假手先松开到可握紧杯子的程度。在假手松开程度符合要求时,大脑可产生握紧杯子的手部运动想象,这时屈肌的肌电值明显大于伸肌肌电值,类似[图 7-8(b)]。屈肌与伸肌的肌电模拟量信号由单片机中的模数(A/D)程序转换成数字量,屈肌肌电数字量存数据寄存器 QJ,伸肌肌电数字量存数据寄存器 SJ。程序判别屈肌的肌电值大于伸肌的肌电值;屈肌的肌电值大于或等于阈值;握紧未在极限状态后,再对紧松控制变量的状态进行判别,若紧松控制变量为"紧"状态直接进入开"紧"驱动程序,若紧松控制变量不为"紧"状态,则关驱动、延时,将紧松控制变量设置为"紧"状态,延时,再进入开"紧"驱动程序。进入开"紧"驱动程序,单片机发送0电平至控制器K端,并传送至驱动器F端,单片机发送1电平至控制器B端,并传送至驱动器R端,单片机发送1电平至控制器E端,并传送至驱动器EN端。驱动器对这些信号进行处理,产生握紧驱动电压至微型直流电机。

(2) 松开杯子的肌电阈值控制

大脑产生松开杯子的手部运动想象时,伸肌的肌电值明显大于屈肌肌电值,类似[图7-8(c)]。伸肌与屈肌的肌电模拟量信号由单片机中的模数(A/D)程序转换成数字量,伸肌肌电数字量存数据寄存器SJ,屈肌肌电数字量存数据寄存器QJ。程序判别伸肌的肌电值大于屈肌的肌电值;伸肌的肌电值大于或等于阈值;松开未到极限状态后,再对紧松控制变量的状态进行判别,若紧松控制变量为"松"状态直接进入开"松"驱动程序,若紧松控制变量不为"松"状态,则关驱动、延时,将紧松控制变量设置为"松"状态,延时,再进入开"松"驱动程序。进入开"松"驱动程序,单片机发送1电平至控制器K端,并传送至驱动器F端,单片机发送0电平至控制器B端,并传送至驱动器R端,单片机发送1电平至控制器E端,并传送至驱动器EN端。驱动器对这些信号进行处理,产生松开驱动电压至微型直流电机。

3. 假手机构运动阶段

肌电阈值控制假手工作过程的假手机构运动阶段涉及(图7-24)中微型直流电机框、传动机构框、假手机构框和紧松极限框。

驱动器输出握紧驱动电压时,微型直流电机运行,微型直流电机输出的机械动力经传动机构拖动假手机构实行握紧运动。

假手握紧杯子后,停止手部运动想象,类似[图7-8(a)],屈肌的肌电值与伸肌的肌电值均低于阈值,驱动器停止驱动,假手机构运动停止,保持握紧状态。

驱动器输出松开驱动电压时,微型直流电机运行,微型直流电机输出的机械动力经传动机构拖动假手机构实行松开运动。

在假手机构运动至握紧极限或松开极限时,握紧极限信号传至控制器JX端,松开极限信号至控制器SX端,控制程序检测到握紧极限信号或松开极限信号,将执行关闭驱动操作,使微型直流电机停止运行,待出现与所在极限位置相反的运动想象,而且肌电传感器得到的肌电值大于或等于阈值时,微型直流电机运行,经传动机构拖动假手机构向极限位置相反方向运动,假手机构脱离极限位置。

无论何种原因,在微型直流电机出现过载,即微型直流电的运行电流大于或等于设定的极限值时,程序将执行关闭驱动操作,使微型直流电机停止运行,直至检测到的微型直流电机的运行电流小于极限值时,微型直流电机才恢复正常运行。

肌电阈值控制假手对杯子的操作是一个具有视觉反馈、手部运动想象变化、假手状态调整的闭环控制过程。

肌电阈值控制假手适合前臂大部分保留,大脑运动皮质至前臂屈肌、伸肌之间运动神经系统良好,经过生物反馈训练,在大脑出现手部运动想象时,在屈肌、伸肌皮肤表面呈现良好肌电,对假手定位及出力操控有一般要求的截肢患者。

第三节　肌电模式识别控制仿生手的工作原理

仿生手(仿人型假手)通常是指有 5 个手指,每个手指有 2 个指节,有 5 个或 6 个自由度的假手,每个手指由独立微型直流电机控制。基于模式识别的肌电控制仿生手获取多点位肌电信息,控制器通过特征提取和基于模式识别的手部运动分类产生大脑运动想象对应的手部运动类型和运动速度的控制信号,驱动器根据控制信号产生相应的电压使微型直流电机运行,微型直流电机输出的机械动力通过传动机构拖动仿生手运动。仿生手可根据大脑运动想象实现多种手部姿势运动。

一、仿生手的基本机械结构

仿生手采用 5 指结构,通常每一手指有 2 个指节(图 7 - 25)。仿生手由 5 个微型直流电机经传动机构拖动各自对应的手指运动。5 指仿生手可实现多种手部姿势运动,动作灵巧、精细。

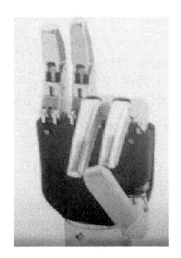

图 7 - 25　仿生手机械结构

某仿生手 5 种手部姿势(图 7 - 26)。

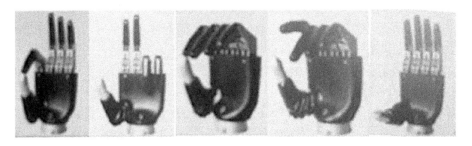

图 7 - 26　某仿生手的 5 种手部姿势

二、控制系统简介

仿生手的控制系统通过对多通道肌电信号的模式识别区分出大脑多种运动想象信息,通过处理器对这些信息进行处理产生控制信号,驱动器根据控制信号驱动五个微型直流电机经传动机构拖动五指实现大脑运动想象的手部运动。基于模式识别的仿生手肌电控制系统示意图(图 7 - 27)。

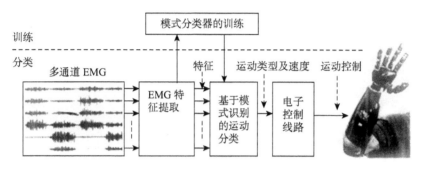

图 7 - 27　基于模式识别的仿生手肌电控制系统示意图

(一) 多通道肌电检测

仿生手需要通过对前臂肌肉进行多点肌电检测来获取大脑多种运动想象信息,这些信息对于大脑多种运动想象的特征提取、分类至关重要。当今仿生手大多采用 8 点位检测,亦称 8 通道肌电检测。用于仿生手的 8 通道肌电检测的接受腔(图 7 - 28)。仿生手使用者在使用前需要进行训练,训练时使用 8 通道肌电检测环(图 7 - 29)。训练时,将 8 通道肌电环放置在前臂残肢的适当位置,并对 8 点位肌电信号进行检测,检测的信号通过蓝牙通信传至仿生手训练系统。8 点位肌电信号检测的握紧、松开的肌电波形见图 7 - 30。

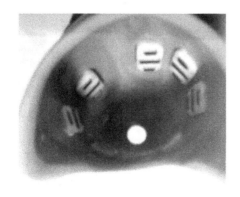

图 7 - 28　8 通道肌电检测接受腔

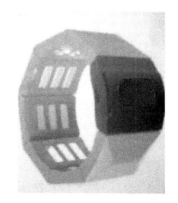

图 7 - 29　8 通道肌电检测环

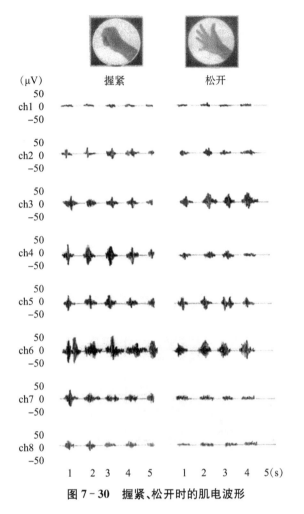

图 7-30 握紧、松开时的肌电波形

(二) 模式识别

肌电传感器对采集的信号进行前置放大、高通滤波及放大、50 Hz 陷波、低通滤波及放大和全波整流与低通滤波后由基于模式识别的控制器进行处理。模式识别主要包括特征提取及分类两方面。特征提取是从原始肌电信号

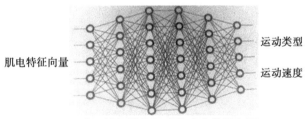

图 7-31 人工神经网络运动模式分类示意图

中提取与大脑运动想象相关的时域、频域和时-频域特征。肌电信号幅度的均方根（RMS）、绝对均值（MAV）等是常用的、有效的肌电特征。目前，肌电模式的分类主要有线性判别式分析（LDA）、神经网络（ANN）、模糊逻辑（FL）和支持向量机（SVM）等。肌电特征向量通过运动模式分类产生手部运动类型和运动速度。人工神经网络的运动模式分类示意图（图 7-31）。

国内高校、研究机构和科技公司在仿生手的研究、研制方面已取得一定的成果。深

度学习的人工神经网络能够在仿生手使用过程中对既有的运动模式进行修正,使运动类型和运动速度的识别越发精准。

模式识别需要先进行分类训练,对不同大脑手部运动想象的信息进行分析和学习产生相应的手部运动模式,生成运动模式集存入运动模式库。仿生手运行时,控制系统对肌电信号进行手部运动模式识别,确定运动类型和运动速度,对运动类型和运动速度的代码处理产生控制信号,驱动器根据控制信号产生相应的驱动电压,使微型直流电机运行,微型直流电机输出的机械动力经传动机构拖动仿生手实现大脑运动想象的手部运动。

三、工作原理

当(图 6 - 2)所示的假肢肌电控制系统(共性)组成方框图中的控制器框的控制特性确定为模式识别控制特性、驱动器框确定为 PWM 驱动器和假肢机构框确定为仿生手机构,即可用其简介肌电模式控制的基本原理。

假手肌电模式式控制的基本原理:视觉器官感受外界信息,通过视觉神经及其传导路径至大脑枕叶皮质,大脑枕叶皮质及脑中与视觉相关皮质、区域对视觉信息进行处理后,经神经网络至大脑额叶皮质,大脑额叶皮质对外界信息进行思考,其间,大量与思考及判断相关神经元频繁产生神经冲动。大脑额叶皮质思考的结果若涉及手部运动,将出现手部运动想象,经大脑额叶皮质通过神经网络与脑中和运动相关的皮质及区域协同运作,使大脑运动皮质与手部运动相关的神经元出现冲动。大脑运动皮质与手部运动相关的神经冲动经神经系统传导至脊髓前角 α 运动神经元,α 运动神经元冲动通过神经肌肉接头使其所支配的与手部运动相关的肌纤维出现兴奋,导致其表面皮肤的肌电出现变化。肌电传感器对肌电进行检测,肌电信号传至控制器,控制器中的单片机对信号进行模数(A/D)转换,控制程序对肌电数据进行分析、提取大脑手部运动想象的特征,按确定的模式识别方法对其进行分类,并产生运动类型和运动速度代码,对运动类型和运动速度代码进行处理产生控制信号至驱动器,驱动器根据控制信号产生电压驱动微型直流电机运行,微型直流电机输出的机械动力经传动机构拖动仿生手机构实现大脑中所想象的手部运动。

四、工作过程

肌电模式识别控制仿生手经接受腔置前臂残肢,8 通道肌电传感器置于前臂与手部运动关联的肌肉部位,此时,人与肌电模式识别控制仿生手构成了视觉反馈的闭环控制系统。以下简介肌电模式识别控制仿生手拇指与示指对指及拇指与示指展开的工作过程,工作过程包括生物电产生、肌电模式识别控制和仿生手机构运动三个阶段。

1. 生物电产生阶段

假设仿生手原先处于(图 7 - 26)最右图姿势,当大脑额叶皮质产生拇指与示指对指的手部运动想象时,通过大脑神经网络向大脑运动皮质传递拇指与示指对指的神经冲动,运动神经冲动传导至脊髓前角 α 运动神经元,α 运动神经元冲动通过神经肌肉接头使前臂与拇指、示指对指相关肌纤维出现兴奋,产生肌电。当大脑额叶皮质产生拇指与示指展开的手部运动想象时,通过大脑神经网络向大脑运动皮质传递拇指与示指展开的神经冲动,运动神经冲动传导至脊髓前角 α 运动神经元, α 运动神经元冲动通过神经肌肉接头使前臂与拇指、示指展开的相关肌纤维出现兴奋,产生肌电。肌电幅值的大小与大脑手部运动想象在运动皮质引发的运动神经元的数量、类型、单个运动单位的电位变化频率和动作电位的传导速度等相关。从视觉器官感受信息到相关肌纤维兴奋及肌电产生的整个过程包含大量不同功能的神经元、运动神经元对信息的处理及相关神经元之间生物电的传导。

2. 肌电模式识别控制阶段

(1) 拇指与示指对指控制

假设仿生手原先处于(图 7 - 26)最右图姿势,当大脑额叶皮质产生拇指与示指对指的手部运动想象时,通过大量不同功能的神经元、运动神经元对信息的处理及相关神经元之间生物电的传导使前臂拇指与示指对指的相关肌纤维出现兴奋,产生肌电。8 通道肌电传感器对肌电进行检测,肌电信号传至控制器。控制器中的处理器对接收的 8 通道肌电号进行模数(A/D)转换得到 8 通道肌电信号的数字量,并将其传送至 8 个数据寄存器。处理器从肌电数据中提取大脑手部运动想象的特征,按确定的模式识别方法对其进行分类,得出拇指与示指对指的运动类型和运动速度代码,对运动速度代码进行处理产生控制信号,拇指对指控制信号传至拇指驱动器,拇指驱动器根据控制信号产生相应电压;示指对指控制信号传至示指驱动器,示指驱动器根据控制信号产生相应电压。

(2) 拇指与示指展开控制

假设仿生手原先处于(图 7 - 26)最左图姿势,当大脑额叶皮质产生拇指与示指展开的手部运动想象时,通过大量不同功能的神经元、运动神经元对信息的处理及相关神经元之间生物电的传导使前臂拇指与示指展开的相关肌纤维出现兴奋,产生肌电。8 通道肌电传感器对肌电进行检测,肌电信号传至控制器。控制器中的处理器对接收的 8 通道肌电信号进行模数(A/D)转换得到 8 通道肌电信号的数字量,并将其存入 8 个数据寄存器。处理器从肌电数据中提取大脑手部运动想象的特征,按确定的模式识别方法对其进行分类,得出拇指与示指展开的运动类型和运动速度代码,对运动速度代码进行处理产生控制信号,拇指展开控制信号传至拇指驱动器,拇指驱动器根据控制信号产生相应电压;示指展开控制信号传至示指驱动器,示指驱动器根据控制信号产生相应电压。

3. 仿生手机构运动阶段

拇指、示指对指控制信号使各自驱动器根据控制信号产生相应的电压驱动各自微型直流电机运行,拇指微型直流电机输出的机械动力经传动机构拖动拇指机构向示指方向运动,示指微型直流电机输出的机械动力经传动机构拖动示指机构向拇指方向运动。

拇指、示指展开控制信号使各自驱动器根据控制信号产生相应的电压驱动各自微型直流电机运行,拇指微型直流电机输出的机械动力经传动机构拖动拇指机构向离开示指方向运动,示指微型直流电机输出的机械动力经传动机构拖动示指机构向离开拇指方向运动。

仿生手对物品的操作是一个具有视觉反馈、手部运动想象变化、仿生手多姿势调整的闭环控制过程。

肌电模式识别控制仿生手适合前臂大部分保留,大脑运动皮质至前臂屈肌、伸肌之间运动神经系统良好,经过生物反馈训练,在大脑出现手部运动想象时,与手部运动相关的肌电良好,对 5 个手指有独立、多姿势运动要求的截肢患者。

第四节　常用上肢肌电控制假肢

上肢肌电控制假肢按自由度划分有:半掌一自由度肌电控制假肢、前臂一自由度肌电控制假肢、前臂二自由度肌电控制假肢、上臂二自由度肌电控制假肢、上臂三自由度肌电控制假肢和全臂四自由度肌电控制假肢等。一自由度假肢具有手部握紧松开功能,二自由度假肢具有手部握紧松开和腕关节内旋外旋功能或屈曲伸展功能,三自由度假肢具有手部握紧松开,腕关节内旋外旋或屈曲伸展和肘关节屈曲伸展功能,四自由度假肢在三自由度假肢的功能基础上增加肩关节外展内收功能。上肢肌电控制假肢主要有肌电阈值控制和肌电比例控制和肌电模式识别控制三种控制方式,肌电比例控制方式在假肢运动精确定位和出力精确控制方面优于肌电阈值控制方式。在上肢肌电控制假肢中,控制假手握紧松开是一个主要功能,应尽可能考虑采用肌电比例控制方式,而其他部分的控制既可以考虑肌电比例控制方式,也可考虑其他控制方式。上肢假肢采用肌电控制方式时,截肢患者要满足两方面要求:其一,大脑运动皮质的运动神经至上肢与运动相关联肌肉之间的传导通道良好,且肌肉皮肤表面无影响肌电采集的疤痕;其二,通过生物反馈的方法,使大脑运动皮质运动神经元的冲动经神经通道传导能在上肢与运动相关联的肌肉产生足够强的肌电信号。在上肢肌电控制假肢中,前臂肌电控制假肢是配置量比较大、使用者适应度高、替代功能较强的一类肌电控制假肢。本节中上肢假肢主要采用肌电比例控制方式。

一、半掌一自由度肌电控制假肢

截肢患者为掌骨截肢,且腕关节和前臂功能正常时,可考虑选用半掌一自由度肌电比例控制假肢。

(一)基本结构

半掌一自由度肌电比例控制假肢的手部由假手机构、传动机构、微型直流电机和底座等构成,见第一章第二节(图 1-9)。

(二) 肌电控制

半掌一自由度肌电比例控制假肢组成框图(图 7-32)。

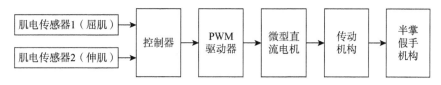

图 7-32　半掌一自由度肌电比例控制假肢组成框图

肌电传感器 1(屈肌)和肌电传感器 2(伸肌)安放在臂筒内,其表面电极与反映大脑手部运动想象而产生肌电的屈肌、伸肌皮肤表面良好接触。半掌一自由度肌电比例控制假肢简要工作过程:肌电传感器将从屈肌、伸肌检测的反映大脑手部运动想象的肌电信号传至控制器,控制器中的单片机对信号进行模数(A/D)转换,根据比例控制特性对肌电数据进行处理,产生与大脑手部运动想象相对应的控制信号至 PWM 驱动器,PWM驱动器根据控制信号产生电压驱动微型直流电机运行,微型直流电机输出的机械动力经传动机构拖动半掌假手机构实现大脑中所想象的手部运动。半掌一自由度肌电比例控制假肢的基本工作过程见本章第一节中的有关部分。(图 7 - 32)组成框图中各框的具体内容请见书中有关部分。

二、前臂一自由度肌电控制假肢

腕离断或前臂长残肢患者,前臂屈曲伸展功能正常,且保留较好内旋外旋功能时,可考虑选用前臂一自由度肌电比例控制假肢。

(一)基本结构

前臂一自由度肌电控制假肢的手部由假手机构、传动机构、微型直流电机和底座等构成,见第一章第二节(图 1 - 10)。

(二)肌电控制

前臂一自由度肌电比例控制假肢组成框图(图 7 - 33)。

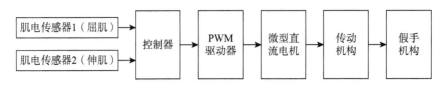

图 7 - 33　前臂一自由度肌电比例控制假肢组成框图

肌电传感器 1(屈肌)和肌电传感器 2(伸肌)安放在臂筒内,其表面电极与反映大脑手部运动想象而产生肌电的屈肌、伸肌皮肤良好接触。前臂一自由度肌电比例控制假肢的简要工作过程请参考半掌一自由度肌电控制假肢相关部分。(图 7 - 33)组成框图中各框的具体内容请见书中有关部分。

三、前臂二自由度肌电控制假肢

截肢者为前臂中残肢,前臂屈曲伸展功能正常,但前臂内旋外旋功能较差时,可考虑选用前臂二自由度肌电比例控制假肢。

(一) 基本结构

前臂二自由度肌电控制假肢的手部由假手机构、传动机构和微型直流电机构成；腕部由腕关节机构、传动机构和微型直流电机等构成，见第一章第二节(图1-11)。

(二) 肌电控制

前臂二自由度肌电比例控制假肢组成框图(图7-34)。

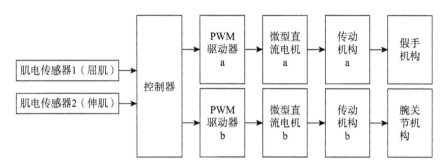

图 7-34 前臂二自由度肌电比例控制假肢组成框图

肌电传感器1(屈肌)和肌电传感器2(伸肌)安放在臂筒内，其表面电极与反映大脑手部运动想象而产生肌电的屈肌、伸肌皮肤良好接触。通过生物反馈训练，建立手部、腕关节运动想象的运动肌电信号及手部运动与腕关节运动的模式切换肌电信号(图7-35)。通过处理运动模式切换信号切换前臂二自由度假肢的运动模式，再通过处理运动肌电信号对假手机构或腕关节机构的运动进行肌电比例控制。

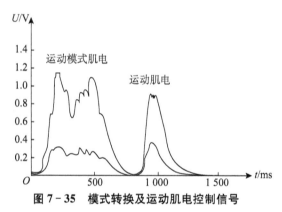

图 7-35 模式转换及运动肌电控制信号

前臂二自由度肌电控制假肢控制的基本过程：肌电传感器1(屈肌)与肌电传感器2(伸肌)的肌电信号传至控制器，控制器中的单片机对信号进行模数(A/D)转换。程序先对肌电数据进行运动模式识别，若识别结果为手部运动模式，此后的肌电数据由假手控制程序根据比例控制特性进行处理，产生与大脑手部运动想象相对应的控制信号传至PWM驱动器a，PWM驱动器a根据控制信号产生电压驱动微型直流电机a运行，微型直流电机a输出的机械动力通过传动机构拖动假手机构实现大脑中所想象的手部运动。若识别的结果为腕关节运动模式，此后的肌电数据由腕关节控制程序根据比例控制特性进行处理，产生与大脑腕关节运动想象相对应的控制信号至PWM驱动器b，PWM驱动器b根据控制信号产生电压驱动微型直流电机b运行，微型直流电机b输出的机械动力通过传动机构b拖动腕关节机构实现大脑中所想象的腕关节运动。(图7-34)组成框图中各框的具体内容请见书中有关部分。

四、上臂三自由度肌电控制假肢

截肢者为上臂长残肢,上臂内旋、外旋功能正常时,可考虑选用上臂三自由肌电比例控制假肢。

(一)基本结构

上臂三自由度肌电控制假肢由假手机构、腕关节机构和肘关节机构及与其对应的微型直流电机与传动机构和上臂筒等组成,见第一章第二节(图 1-13)。

(二)肌电控制

上臂三自由度肌电比例控制假肢组成框图(图 7-36)。

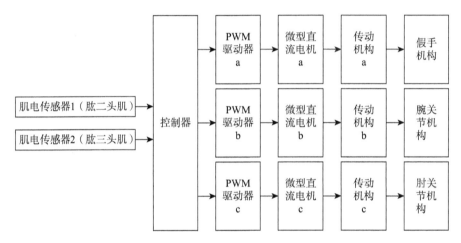

图 7-36　上臂三自由度肌电比例控制假肢组成框图

肌电传感器 1(肱二头肌)和肌电传感器 2(肱三头肌)安放在上臂筒内,其表面电极与反映大脑上肢运动想象而产生肌电信号的肱二头肌和肱三头肌皮肤良好接触。通过生物反馈训练,建立手部、腕关节、肘关节运动想象的运动肌电信号及手部运动、腕关节运动及肘关节运动三者的运动模式切换肌电信号。通过处理运动模式切换信号切换上臂三自由度假肢的运动模式,再通过处理运动肌电信号对所选择的假肢机构运动进行肌电比例控制。

上臂三自由度肌电比例控制假肢的基本过程:肌电传感器 1(肱二头肌)与肌电传感器 2(肱三头肌)的肌电信号传至控制器,控制器中的单片机对信号进行模数(A/D)转换。程序先对肌电数据进行运动模式识别,若识别结果为手部运动模式或腕关节运动模式,其控制过程请见前臂二自由度肌电控制假肢中的相关部分。若识别的结果为肘关节运动模式,此后的肌电数据由肘关节控制程序根据比例控制特性进行处理,产生与大脑肘关节运动想象相对应的控制信号传至 PWM 驱动器 c,PWM 驱动器 c 根据控制信号产生电压驱动微型直流电机 c 运行,微型直流电机 c 输出的机械动力通过传动机构 c 拖动肘关节机构实现大脑中所想象的肘关节运动。(图 7－36)组成框图中各框的具体内容请见书中有关部分。

五、全臂四自由度肌电控制假肢

肩离断患者可考虑选用全臂四自由度肌电比例控制假肢。肩离断患者已无法在上肢肌肉上获取肌电信号。芝加哥康复研究院神经工程中心的托德·库伊肯博士将截肢残端对手部、腕关节、肘关节和肩关节仍有功能的神经通过(目标肌肉神经移植术)手术移植到截肢患者胸部、背部肌肉下,重建肌电信息源。在大

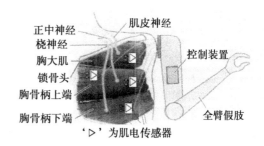

图 7－37 肌电传感器置于肌电信息源的示意图

脑产生手部、腕关节、肘关节和肩关节运动想象时,相应的肌电信息源会出现肌电变化。肌电传感器置于肌电信息源的示意图,如图 7－37 所示。

(一) 基本结构

全臂四自由度肌电比例控制假肢由假手机构、腕关节机构、肘关节机构、肩关节机构及与其对应的微型直流电机与传动机构等组成。见第一章第二节(图 1－14)。

(二) 肌电控制

全臂四自由度肌电比例控制假肢的组成框图(图 7－38)。

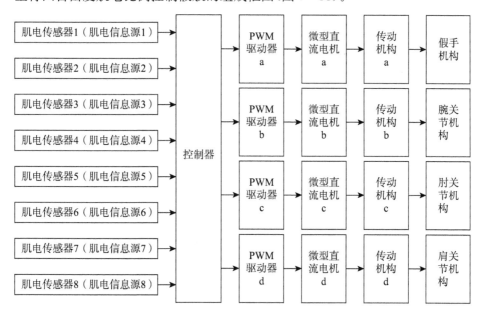

图 7－38 全臂四自由度肌电比例控制假肢组成框图

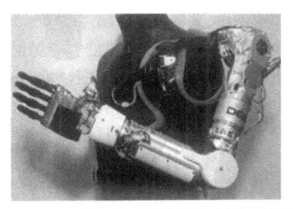

图 7-39 肩离断患者配置的全臂四自由度肌电控制假肢

肌电传感器 1 至肌电传感器 8 的表面电极分别与反映大脑手部、腕关节、肘关节和肩关节运动想象而产生肌电的肌电信息源良好接触。大脑产生手部或腕关节或肘关节或肩关节的运动想象将在其相应的肌电信息源上出现肌电变化,若大脑产生肩关节运动想象,则在肌电信息源 7、肌电信息源 8 表面皮肤出现肌电变化,肌电传感器 7(肌电信息源 7)、肌电传感器 8(肌电信息源 8)将检测到的肌电信号传至控制器,控制器中的单片机对肌电信号进行处理,产生与大脑肩关节运动想象相对应的控制信号至 PWM 驱动器 d,PWM 驱动器 d 根据控制信号产生电压驱动微型直流电机 d 运行,微型直流电机 d 输出的机械动力通过传动机构 d 拖动肩关节机构实现大脑中所想象的肩关节运动。假手、腕关节、肘关节的控制过程与肩关节的控制过程相似,区别是控制对象不同。图 7-38 组成框图中各框的具体内容请见书中有关部分。肩离断患者配置的全臂四自由度肌电控制假肢见图 7-39。

六、肌电与其他控制混合控制的假肢

肌电控制与其他控制混合可形成多种混合控制的假肢,较为常见的有肌电牵引索混合控制假肢和肌电开关混合控制假肢等。

(一)肌电牵引索混合控制假肢

肌电牵引索混合控制假肢组成框图(图 7-40)。

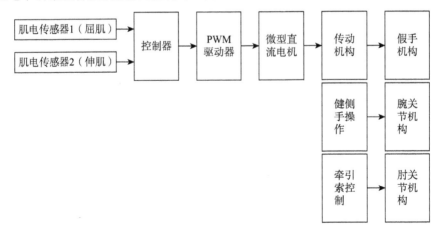

图 7-40 肌电牵引索混合控制假肢组成框图

肌电牵引索混合控制假肢的假手机构采用肌电比例控制,腕关节机构旋转及锁定由健侧手进行操作,肘关节机构屈曲伸展采用牵引索控制。(图 7 - 40)中假手机构肌电比例控制的简要工作过程请参考半掌肌电控制假肢的相关部分。(图 7 - 40)组成框图中各框的具体内容请见书中有关部分。

(二) 肌电开关混合控制假肢

肌电开关混合控制假肢组成框图(图 7 - 41)。

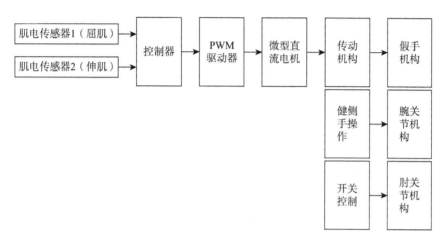

图 7 - 41　肌电开关混合控制假肢组成框图

肌电开关混合控制假肢的假手机构采用肌电比例控制,腕关节机构旋转及锁定由健侧手进行操作,肘关节机构屈曲伸展采用开关控制。(图 7 - 41)假手机构肌电比例控制的简要工作过程请参考半掌肌电控制假肢的相关部分。(图 7 - 41)组成框图中各框的具体内容请见书中有关部分。

七、可切换运动模式的肌电控制假肢

(一) 开关切换运动模式的肌电控制假肢

开关切换运动模式的前臂二自由度肌电控制假肢由两个肌电传感器对屈肌与伸肌的肌电进行检测,若开关置手部运动模式,控制系统对肌电信号进行处理,产生控制信号及相应驱动电压,驱动假手微型直流电机拖动假手机构运动;若开关置腕部运动模式,控制系统对肌电信号进行处理,产生控制信号及相应驱动电压,驱动腕关节微型直流电机拖动腕关节运动。开关切换运动模式的上臂三自由度肌电控制假肢由两个肌电传感器对肱二头肌与肱三头肌的肌电进行检测,假手机构与腕关节机构的控制过程与开关切换运动模式的前臂二自由度肌电控制假肢相同。若开关置肘部运动模式,控制系统对肌电信号进行处理,产生控制信号及相应驱动电压,驱动肘关节微型直流电机拖动肘关节机构运动。

（二）语音切换运动模式的肌电控制假肢

语音切换运动模式的前臂二自由度肌电控制假肢由两个肌电传感器对屈肌与伸肌的肌电进行检测,若语音选择手部运动模式,控制系统对肌电信号进行处理,产生控制信号及相应驱动电压,驱动假手微型直流电机拖动假手机构运动;若语音选择腕部运动模式,控制系统对肌电信号进行处理,产生控制信号及相应驱动电压,驱动腕关节微型直流电机拖动腕关节运动。语音切换运动模式的上臂三自由度肌电控制假肢由两个肌电传感器对肱二头肌与肱三头肌的肌电进行检测,假手机构与腕关节机构的控制过程与语音切换运动模式的前臂二自由度肌电控制假肢相同。若语音选择肘关节运动模式,控制系统对肌电信号进行处理,产生控制信号及相应驱动电压,驱动肘关节微型直流电机拖动肘关节机构运动。

（三）手机切换运动模式的肌电控制仿生手

手机切换运动模式的肌电控制仿生手由两个肌电传感器对屈肌与伸肌的肌电进行检测。通过手机 APP 及蓝牙通信可对五指十指节的仿生手多个运动姿势进行切换。手机设置运动姿势后,控制系统对肌电信号进行处理产生控制信号及相应驱动电压,驱动相关手指的微型直流电机拖动相应手指按照设置的运动姿势运动。

（四）陀螺仪切换运动模式的肌电控制仿生手

陀螺仪切换运动模式的肌电控制仿生手由两个肌电传感器对屈肌与伸肌的肌电进行检测。通过陀螺仪可对五指十指节的仿生手的多个运动姿势进行切换。陀螺仪设置运动姿势后,控制系统对肌电信号进行处理产生控制信号及相应驱动电压,驱动相关手指的微型直流电机拖动相应手指按照设置的运动姿势运动。

第五节　生物反馈与残肢肌电自我强化

肌电是假肢肌电控制的重要依据。截肢患者受生理与心理等因素影响,大脑运动想象产生的神经冲动经神经系统传导至前臂屈肌、伸肌所引发的肌电信号幅值相当微弱。对于肌电信号过于微弱的截肢患者需要通过生物反馈训练来提高肌电信号的幅值,使肌电信号的幅值达到肌电控制假肢正常工作要求。

一、生物反馈基本概念

生物反馈是通过仪器对机体的生物电信号进行无创性监测,然后对信号进行处理和显示,将机体生理活动状态反馈被监测者。被监测者可通过生物反馈系统获得自己运动想象所产生的机体生理活动数据,根据反馈的数据,制订提高机体生理活动水平的训练计划,改善训练方法,在反复训练过程中不断进行自我调整,最终使机体生理活动数据达到一个比较好水平。对于截肢患者,生物反馈主要目标是通过监测、判断和自我调整,使截肢患者的肌电信号的幅值逐步提高,最终达到正常使用肌电控制假肢的要求。生物反馈系统的原理示意图见图7－42。

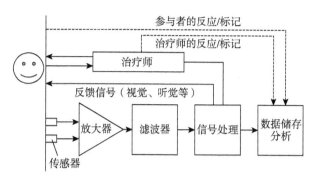

图7－42　生物反馈系统的原理示意图

生物反馈装置对肌电信号幅值的监测有两种方式,一种是由肌电传感器对肌电进行检测,肌电信号经处理后,由仪表指针的角位移方式反映肌电信号的状况;另一种是由肌电传感器对肌电进行检测,肌电信号经处理后,通过安装有肌电信号检测软件的计算机在显示屏上以数字、曲线或图形方式显示肌电信号的状况。

前臂长残肢患者以前臂屈肌和伸肌为肌电检测部位;上臂长残肢者通常以肱二头肌和肱三头肌为肌电检测部位;肩离断臂截肢者通常以胸大肌和冈上肌为肌电检测部位。肌电检测所得肌电信号数据是进行生物反馈训练的重要依据。

对于希望配置肌电控制假肢的截肢患者,若肌电信号幅值达不到肌电控制假肢正常工作要求时,需要采用生物反馈等方法,通过多次以增强肌电信号为目的的自我监测、判断、调整的生物反馈训练过程,使肌电信号幅值达到肌电控制假肢正常工作要求。

二、残肢肌电的自我强化

截肢患者因截肢而出现的生理与心理变化导致原先肌电正常的部位出现肌电弱化,弱化程度因人而异。对于要通过生物反馈方法提高残肢肌电信号幅值的截肢患者,通常先要进行残肢肌电信号敏感部位检测。

（一）肌电敏感部位检测

肌电敏感部位检测的基本方法:以前臂的屈肌与伸肌为例,首先初定肌电检测部位,将肌电传感器置初定屈肌与伸肌表面皮肤上,接地电极大致放在两肌电传感器的等间距位置,若在该部位不能测到大脑手部运动想象所产生的肌电信号,则调整肌电传感器位置,再次进行检测,直到在肌电弱化的屈肌或伸肌表面皮肤某部位得到幅值相对较高的肌电信号,该部位即前臂残肢肌电敏感部位。前臂肌电检测的示意

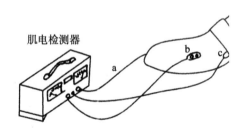

图7－43　前臂表面肌电检测的示意图

图(图7－43),图中a为另一侧肌电传感器的导线,b为肌电传感器,c为接地电极。基于类似的方法可通过调整放在肱二头肌和肱三头肌的肌电传感器位置确定上臂残肢肌电

敏感部位。通过调整放置在胸大肌和冈上肌的肌电传感器位置确定肩部肌电信号敏感部位。

(二) 肌电的自我强化

残肢肌电信号的自我强化需要通过多次自我检测、判断和调节的生物反馈过程来实现。以前臂屈肌、伸肌微弱肌电自我强化为例,生物反馈训练的大致过程:以已有检测值为基准值,设置一个适当高于基准值的期望值,以趋于期望值为目标,不断产生大脑手部运动想象引发前臂屈肌或伸肌产生的肌电信号,逐步提高前臂屈肌或伸肌的肌电信号幅值,达到肌电信号强化目的。

在肌电信号得到强化的基础上,还要提高肌电信号的质量,如前臂截肢患者大脑出现手部握紧运动想象时,屈肌肌电信号要强,伸肌肌电信号要弱;前臂截肢患者大脑出现手部松开运动想象时,伸肌肌电信号要强,屈肌肌电信号要弱。这点对于配置肌电控制假肢后,良好操控肌电控制假肢尤其重要。基于生物反馈的方法也可使上臂残肢肌电检测部位、肩部残肢肌电检测部位获得较为良好的肌电信号及对肌电信号的掌控能力。

肌电检测和训练软件提供了一种较为先进的训练方式,通过肌电检测和训练软件可进行比较直观的肌电信号自我强化训练。肌电传感器对肌电进行检测,所得肌电信号经计算机数据处理及图形软件处理,在计算机显示屏以数据、曲线、模拟假手等图形进行显示,握紧或松开状况的图形与肌电信号的状况相对应(图 7 - 44)。

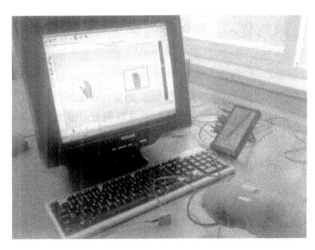

图 7 - 44 肌电信号检测和训练系统

近年来出现一种镜像残肢肌电信号强化训练法。该方法是根据计算机显示屏左侧(右侧)健侧手运动图形,产生模仿健侧手的运动想象,在显示屏右侧(左侧)模拟显示假手运动状况,通过反复训练,逐步提高残肢肌电信号水平。

第八章　上肢假肢控制新技术

第一节　概述

现代上肢假肢拓展了截肢患者生物信息采集对象,以往的生物信息采集对象主要为肌电信息,现拓展到语音信息、脑电信息和神经信息等。先进的单片机及信息处理方法成为上肢假肢控制新技术的核心及依托。微型直流电机性能提高及其驱动方式的进步成为提高上肢假肢运动性能的重要支撑。生物信息综合应用、人工智能技术应用、上肢假肢机构的进步,使上肢假肢领域出现了语音控制、脑机接口控制、神经控制和智能控制等新技术。

一、上肢假肢控制新技术简介

(一)上肢假肢语音控制

上肢截肢部位越高,残留的肌肉越少,肌电的获取越显困难。上肢假肢语音控制是对上肢肩离断患者或上肢高位截肢患者实现上肢假肢控制的新方法。语音控制的关键是对语音信息的处理及识别。语音控制上肢假肢采用先录音、后识别的工作方式。先对获取的语音进行信号处理,产生语音识别模板存储至语音处理器的存储器中。语音复现时,语音处理器先对其进行信号处理,再与存储器中的语音识别模板进行比较,获得相匹配的语音识别模板及其标志代码,控制系统根据代码控制上肢假肢实现与语音对应的运动。

(二)上肢假肢脑机接口控制

肩关节离断患者,失去了大脑至上肢运动神经冲动传导通道及肌肉组织,不具备获取肌电的条件。从 21 世纪开始,上肢假肢脑机接口(Brain Computer Interface,BCI)控制的研究有了显著进展。上肢运动想象能够引起大脑相应功能区域脑电变化,一些频段上的幅值、能量变化与上肢运动想象存在对应关系。2004 年,上肢假肢脑机接口控制成为现实,肩关节离断患者根据视觉信息进行思考,产生上肢运动想象,上肢运动想象的脑电经检测及信号处理传至控制系统,控制系统对脑电数据进行处理,并根据处理结果控制上肢假肢实现大脑所想象的上肢运动。

（三）上肢假肢重建肌电信息源控制

芝加哥康复研究院神经工程中心的托德·库伊肯博士将上肢肩关节离断患者对手部、腕关节、肘关节和肩关节仍有功能的神经通过（目标肌肉神经移植术）手术移植到患者胸部、背部肌肉下，重建肌电信息源。若大脑出现手部运动想象时，移植有手部运动神经的肌电信息源会出现肌电变化，肌电经检测及信号处理至控制系统，控制系统对肌电数据进行处理，并根据处理结果控制假手实现大脑所想象的手部运动。

（四）假手植入式双向神经接口控制

植入式双向神经接口通过将电极直接植入人体的运动神经（传出神经）和感觉神经（传入神经）所在位置，可采集运动神经的生物电信号及对感觉神经进行电刺激。双向神经接口直接获取的运动神经的生物电信息具有较好的分辨率，假手的状态转换成电刺激信号刺激感觉神经，使假手的状态传至大脑感觉区。假手植入式双向神经接口控制使人对假手有了本体感觉，握持物品更为灵敏、顺畅和自然。

（五）假手感知反馈控制

感知反馈控制假手的手指配置有压力、触觉传感器和位移传感器等。感知反馈控制假手握持物品时，单片机对压力、触觉和位移传感器送来的数据按一定的控制规律进行分析、判断及运算处理，根据处理结果产生控制信号，并及时对握力进行自动调整，使被握持物品无滑动，变形尽可能小。

（六）假手智能控制

人工智能技术已应用到假肢领域，采用人工神经网络等进行运动类型及运动速度识别的肌电控制假手已面世。智能控制假手具有相当程度的自学习、自适应能力，随着使用次数的增多，智能控制假手的学习进化功能将使手势识别越发精准。

二、部分新型上肢假肢

（一）语音控制的假手

江苏丹阳假肢厂有限公司出品的 SYS32 型语音控制三自由度上肢假肢，可通过语音指令控制假手、腕关节和肘关节的运动。

（二）感知反馈控制的假手

德国 Ottobock 公司的 Sensorhand 假手用一个霍尔传感器、一个力矩传感器和 3 个三维力矩传感器对假手的状态进行检测，控制系统对检测数据进行处理，并根据处理结果调控假手的状态，使握紧程度适当。

（三）脑机接口控制的上肢假肢

2004 年，美国罗得岛洲医院在全身瘫痪的 Matthew Nagle 大脑中植入一块 4mm 见方的电极芯片,控制系统根据患者运动想象,控制机械臂、机械手,实现了移动机械臂控制机械手获取物品。

2005 年,Cybernetics 公司把脑机接口技术应用在四肢瘫痪的患者身上,目的是让患者能够按自己的意愿控制上肢假肢。

2009 年,日本某公司研制的基于脑电波控制的新型轮椅,在患者手不能动的情况下,通过运动想象操控这台轮椅的前、后行驶和转向。

2010 年,上海交通大学开发了基于脑机接口技术的智能轮椅,实现了由运动想象控制轮椅运动的功能。

2010 年,美国研制的脑机接口上肢假肢已进入人体测试阶段。该假肢有 22 个关节,5 根手指可以独立运动,能够实现多种、多强度的假肢运动。

2014 年,浙江大学医学院附属第二医院神经外科与浙江大学求是高等研究院合作,通过在患者大脑中植入电极获取运动想象的脑电信号,控制系统对运动想象的脑电数据进行处理,并根据处理结果控制机械手运动。

2014 年,日本国际电气通信基础技术研究所、NTT、岛津制作所、庆应大学和积水化学工业株式会社共同研究的网络型脑机接口(BCI)系统,该系统通过读取脑电信号以及血流等信息,推断患者的运动想象,经处理去控制假肢运动。

(四) 由重建肌电信息源控制的全臂假肢

芝加哥康复研究院神经工程中心通过(目标肌肉神经移植术)手术,成功将肩关节离断处的手部、腕关节、肘关节和肩关节仍有功能的运动神经移植到截肢患者胸部、背部肌肉下,重建了肌电信息源。在大脑产生手部、腕关节、肘关节和肩关节运动想象时,与运动想象相应的肌电信息源会出现肌电变化。肌电经检测及信号处理至控制系统,控制系统对肌电数据进行处理,并根据处理结果控制全臂假肢实现大脑所想象的上肢运动。

(五) 植入式双向神经接口控制的假手

欧洲假肢研究计划中的 Cyber Hand 采用植入式双向神经接口对假手进行控制。神经冲动的生物电通过植入式双向神经接口传递至控制系统,控制系统对生物电数据处理,并根据处理结果控制假手运动;假手状态由传感器检测,并处理成电刺激信号通过植入式双向神经接口经神经系统传递至大脑,大脑根据反馈信息可产生新的生物电至植入式双向神经接口,对假手的运动状态进行调整。

英国"剑桥生物强化系统(CBAS)"发明了一种"USB 义肢",该义肢与身体软组织相连,通过 "USB 生机接口"接收截肢患者神经系统信息,经信息处理对义肢进行控制。"USB 生机接口"具有一定的通用性,可与符合要求的其他义肢连接。

(六) 智能控制假手

上海交通大学研制的 SJT－6 多自由度智能灵巧假手;BrainRobotics 公司的 BrainRobotics 智能灵巧假手;傲意信息科技有限公司的 OHand 超级义肢,这些假手均采用人工智能技术,通过对多通道表面肌电信号中运动模式的识别来控制假手运动。

上海交通大学研制的 SJT-6 多自由度智能灵巧假手、BrainRobotics 公司的 BrainRobotics 智能灵巧假手、傲意信息科技有限公司的 OHand 超级义肢,以及多自由度假手(i-LIMB Hand,Bebionic Hand,Vincent Hand,Michelangelo Hand 等)已产品化。2019 年奥索(Össur)公司在展览会上展出的 i-DIGITS™ 量子仿生手产品含肌电控制功能、陀螺仪姿势切换功能、场景感应控制功能(仿生手靠近场景感应模块时,预设的运动模式激活)和快速抓握控制功能,并可由手机通过蓝牙通信对假手进行运动模式设置和控制。人工智能假手、仿人型假手和多自由度假手逐渐向灵巧化、高集成化、小型化发展。

第二节　语音控制上肢假肢的工作原理

上肢肩离断患者的上肢运动神经传导通路被阻断,若不能采取目标肌肉神经移植术重建肌电信息源,将无法利用肌电来控制上肢假肢。语音控制上肢假肢则无须考虑肌电问题,通过发出语音指令,经语音识别系统对语音指令进行数据处理及识别,产生控制信号至驱动器,驱动器根据控制信号产生电压,驱动微型直流电机运行,微型直流电机输出的机械动力经传动机构拖动上肢假肢完成与语音指令对应的运动。上海理工大学在国内率先研制出语音控制假手及语音控制多自由度上肢假肢。语音控制假手及语音控制多自由度上肢假肢已由假肢公司产品化。

一、语音识别

语音识别需要通过一个包含语音信号预处理、特征提取、模式匹配、模型库等部分组成语音识别系统来实现。语音识别系统本质上是一种模式识别系统,其基本结构见图 8-1。

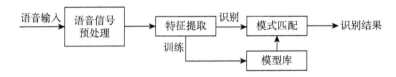

图 8-1　语音识别系统基本结构

语音识别系统需要先训练,训练的大致过程:语音经过话筒转换成电信号后至语音识别系统,语音信号预处理部分的作用是保留信号中有用成分,滤除信号中无用成分。经预处理的语音信号通过模数(A/D)转换产生语音数据,语音数据经特征提取,建立语音识别所需的模板,这些模板存入模型库。语音识别的大致过程:语音经过话筒转换成电信号,经预处理后至语音识别系统,语音识别系统对输入的语音数据进行分析、特征提取、数据处理,并采用某种语音识别方法将语音数据的特征与存放在模型库的语音模板根据某种搜索和匹配策略进行比较,在模型库中找出与待识别语音匹配程度最高的模板,然后通过对模板的标志代码进行处理产生识别结果。

二、控制系统简介

上肢假肢语音控制系统组成框图(图 8－2)。

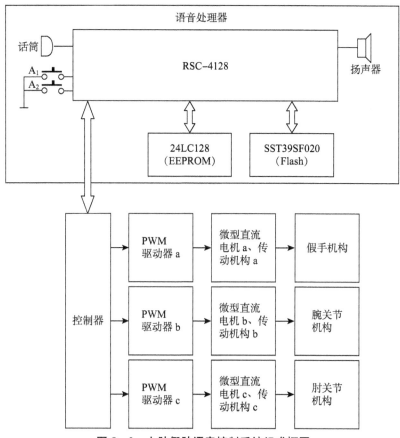

图 8－2 上肢假肢语音控制系统组成框图

上肢假肢语音控制系统主要由语音处理器、控制器、驱动器、微型直流电机、传动机构及假肢机构等组成。

（一）语音处理器

语音处理器由 RSC－4128 芯片、SST39SF020、24LC128、话筒、扬声器和 A1、A2 按钮组成。

1. RSC－4128 芯片

RSC－4128 为美国 Sensory 公司研制的语音识别芯片。RSC－4128 的核心环节是一个 8 位微处理器,承担运算和控制任务。片内集成了静态随机存取存储器(SRAM)及只读存储器(ROM),静态随机存取存储器主要用于存储应用程序,只读存储器用于存储语音识别、语音压缩算法及语音处理算法中的常数等。芯片有 16 位模数(A/D)转换及 10 位数模(D/A)转换,话筒前置放大等功能环节。外部存储器有 20 位寻址空间,数据为 8 位。有 24 个输入/输出(I/O)端口。RSC-4128 芯片片内结构框图(图 8-3)。

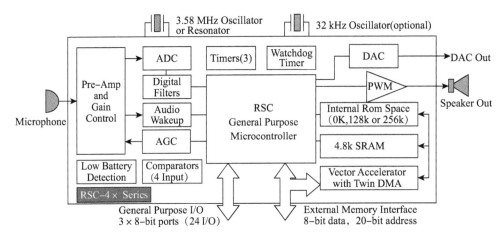

图 8-3　RSC-4128 芯片片内结构框图

2. SST39SF020 芯片

SST39SF020 为 Flash 芯片,用于存储程序代码。程序代码通过编程器下载到 SST39SF020 芯片。

3. 24LC128 芯片

24LC128 为 EEPROM 芯片,用于存储语音识别模板。语音模板由 RSC-4128 通过程序进行录入、编码,存储到 24LC128 芯片中。

4. 话筒

话筒用于采集语音。

5. 扬声器

扬声器在语音训练时,发出提示音。

6. A1、A2 按钮

A1、A2 按钮用于复位、语音录制。

(二)控制器

控制器对语音处理器传送来的代表语音指令的标志代码进行处理,产生相应控制信号至驱动器。

(三)驱动器

驱动器根据控制器传送来的控制信号产生相应的驱动电压至微型直流电机。

(四)微型直流电机

驱动器输出的电压使微型直流电机运行,微型直流电机输出机械动力至传动机构。

(五)传动机构

传动机构实现微型直流电机输出轴与假肢机构之间的机械动力传递。

(六) 假肢机构

微型直流电机输出的机械动力经传动机构拖动假肢机构实现语音指令的假肢运动。

三、工作原理

上肢假肢语音控制系统为个性化语音识别控制系统,即只对经过训练的个人语音进行识别。A1、A2 按钮同时按动 2 秒钟而后放开,语音控制系统进入语音训练模式,扬声器发出"请输入运动指令"的语音提示,截肢患者根据语音提示发出假肢运动的语音指令,而后扬声器发出"请重复"的语音提示,截肢患者重复先前发出的假肢运动语音指令,语音识别器对前后两次语音指令的音频一致性进行判别,若一致性判别不符合要求,扬声器将再发"请重复"的语音提示,当发出的语音指令的音频一致性符合要求后,语音处理器对语音指令进行特征提取、建立语音模板并将语音模板存储到 EEPROM 中。完成上述一个假肢运动语音指令操作过程后,扬声器发出"请输入下一条运动指令"的语音提示,截肢患者可根据语音提示逐一发出假肢运动的语音指令。

语音训练完毕,且控制器中已有控制程序时,上肢假肢语音控制的工作原理:视觉器官感觉外部物品,外部物品信息从视觉器官经视觉神经至大脑枕叶皮质,由枕叶皮质及脑中与视觉相关皮质及区域进行处理,经神经网络至大脑额叶皮质,大脑额叶皮质对物品信息进行判断、思考,若思考结果为获取物品,其结果经神经网络至大脑语言区域,经语言区域和脑中与语言相关区域的协同运作,产生上肢假肢"握紧"语音。"握紧"语音经过话筒转换为语音信号,语音处理器通过模数(A/D)转换将该信号转换为语音数据,而后提取语音数据特征,按确定的语音识别方法及搜索和匹配策略与存放在语音模板存储器中的语音模板进行比较,从中找出与语音数据匹配的模板。该模板中含有"握紧"标志代码,标志代码通过 RSC - 4128 的输出端口至控制器。控制器接收到"握紧"标志代码后,根据控制程序对"握紧"标志代码进行处理,产生假手"握紧"控制信号,该控制信号至驱动器 a,驱动器 a 根据控制信号产生电压驱动微型直流电机 a 运行,微型直流电机 a 输出机械动力经传动机构 a 拖动假手机构进行握紧运动。当视觉器官感觉假手握紧运动达到要求时,发"停止"语音,使物品保持在握紧状态。

上肢高位截肢患者配置语音控制上臂三自由度假肢及肩离断截肢患者配置语音控制全臂三自由度假肢,可完成一些日常生活的基本操作。

第三节　脑机接口控制上肢假肢的工作原理

人主要通过上肢运动的途径与外界进行交流,由于诸如工伤、车祸或疾病等因素所导致的上肢高位截肢使这种途径遭到破坏,从而失去了与外界交流的能力。21 世纪初,研究出了一种脑机接口技术(Brain Computer Interface,BCI),控制系统对脑电检测所得的运动想象数据进行处理,并根据处理结果控制上肢假肢运动。脑机接口控制技术使高位截肢患者可以通过自己的想法来操控上肢假肢,从而为高位截肢患者开辟了新的对外界进行交流的途径。

一、脑机接口

2008 年美国纽约首届 BCI 国际会议将人脑与计算机之间的联系定义为脑机接口(BCI),脑机接口是一种基于神经科学与工程技术的新型人机交互方式,大脑可不依赖外周神经肌肉系统作用而由大脑想象信息与外界机器设备进行交互,使"想象"直接变为"行动"。脑机接口为人脑和计算机或与其他电子设备之间建立了一种直接信息交流和控制的通道,基于脑机接口控制方式的上肢假肢通常称为脑机接口控制上肢假肢。

二、控制系统简介

(一) 上肢假肢脑机接口控制系统的组成

上肢假肢脑机接口控制系统主要包含:产生运动想象的大脑、脑电信号采集、信号处理、控制器、驱动器、微型直流电机、上肢假肢机构和视觉器官等部分组成,上肢假肢脑机接口控制系统组成示意图(图 8-4)。

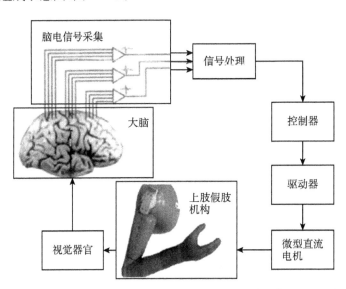

图 8-4 上肢假肢脑机接口控制系统组成示意图

(二) 脑电

1. 脑电信号生理特点

一个成年人的脑中存在 10^{11} 左右的神经元细胞,其中有 1.4×10^{10} 神经细胞存在于大脑皮质中,加上许多神经连接在每个神经细胞中,这些连接组成了巨大的神经网络。

脑神经元可分为细胞体、树突、轴突三部分,这个结构与其他的生物细胞相同。神经细胞结构见图8-5。

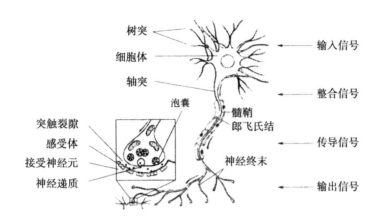

图8-5 神经细胞结构

细胞体上大量的短纤维是树突,而很长一段的神经纤维是轴突。一个神经元的轴突末梢和另一个神经元树突的接触部为突触。一个神经元的轴突分支可与许多个神经元形成突触联系。信息在神经元中以生物电的形式传递,其过程是:传入信号被树突接收后,经整合传导至细胞体的轴突上,轴突末梢由突触把信号输出至一个新的神经元。大量神经元的冲动,在大脑某些区域呈现出生物电,这种产生在大脑神经系统的生物电称为脑电。与上肢活动相关神经元的脑电活动与上肢运动存在相应关系,可以通过检测与上肢活动相关神经元的脑电获取大脑中上肢活动的信息。

脑电信号从属于生物电信号,但又有其不同于其他生物电信号的属性。这些属性主要有:脑电信号背景噪声较强,而信号本身微弱,一般幅值为 50 μV,频率范围在 1~30 Hz,容易受干扰;脑电信号受生命体自身的生理因素影响,其信号的随机性很强,具有非稳定性;脑电信号受生物组织随时进行自我调节的影响,其信号具有非线性;脑电信号的指标包括时间长度、幅值变化、空间变化、频率和能量变化等。在脑电信号的特征提取等方面,以频域处理为主要方法。

脑电包含了一个相当宽的频率范围,按脑电的频率或它在头皮的分布区域分类,得到 6 种基本的脑电节律:α 节律(8~13 Hz,幅值为 20~100 μV),β 节律(14~30 Hz,幅值为 5~20 μV),δ 节律(0.1~3 Hz,幅值为 20~200 μV),θ 节律(4~7 Hz,幅值为 10~50 μV),γ 节律(30 Hz 以上)和 μ 节律(8~12 Hz)。α 和 β 波受运动想象的影响较大,常用于上肢假肢控制,在脑机接口技术中占有重要地位。

2. 大脑的皮质划分及 Brodmann 分区

人脑可分为三个部分:大脑、脑干和小脑。大脑的脑体积是这三部分中最大的,大脑有两个大脑半球。大脑两个半球由纵裂底部的胼胝体连接在一起。大脑皮质位于大脑半球的表层,划分四个主要脑叶,即额叶、顶叶、枕叶和颞叶(图 8-6)。Brodmann

根据不同皮质区域呈现的不同功能,将大脑划为 52 个分区,图 8-7 是大脑分区侧视图。

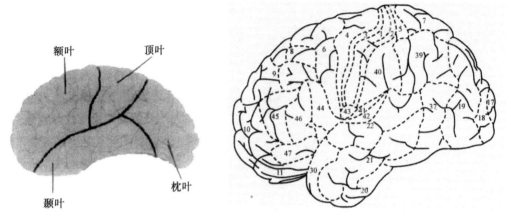

图 8-6 大脑半球皮质划分   图 8-7   Brodmann 大脑皮质分区

图 8-7 中的 4、6 区划为运动区域;3、1、2 区划为感觉区域;41、42、22 区划为听觉区域;17、18、19 区划为视觉区域;额叶大部分区划为思考区域;顶叶大部分区划为感觉分析、空间识别区域。根据这些特定的功能区域划分,可方便地进行脑电的采集。

众多研究资料表明,不同运动想象产生时会在大脑的不同皮质区域发生脑电变化,某种运动想象产生与大脑皮质某些区域脑电变化之间存在相应关系。因此,可从大脑某些区域采集到运动想象信号。

3. 运动想象脑电特点

大脑中与运动想象密切相关的是事件相关去同步/事件相关同步 ERD(Event Related Desynchronization)/ERS(Event Related Synchronization)现象,其表现为人出现单侧肢体运动想象时,大脑对侧感觉运动皮层的 μ 节律和 β 节律幅度减小比较明显(事性相关去同步现象),结束单侧肢体运动想象时,大脑对侧感觉运动皮层的 μ 节律和 β 节律减小的幅度将出现回升(事件相关同步)。运动想象能够引起大脑相应皮质区域脑电变化,这种变化可在不同大脑皮质区域采集到。左、右手运动想象时的 ERD 出现的位置,见图 8-8。

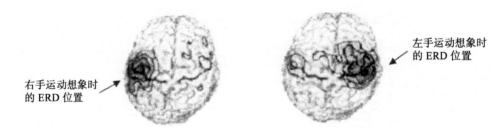

图 8-8   左、右手运动想象时的 ERD 出现的位置

（三）脑电信号采集

脑电信号采集方式可分为三种：第一种为微电极阵列，通过手术置入大脑皮质内部，其采集信号精度高。第二种为皮质电极阵列，通过手术定位在皮质表面，其采集信号精度较高。第三种为非植入式电极阵列，其附着在头皮表面，其采集信号精度稍低。三种脑电信号采集方式示意图（图 8-9）。

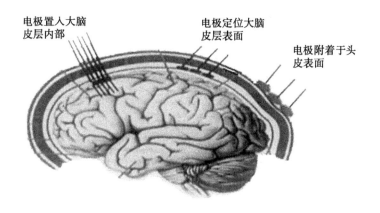

电极置入大脑皮层内部　电极定位大脑皮层表面　电极附着于头皮表面

图 8-9　三种脑电信号采集方式示意图

脑电的变化比较复杂，存在各种干扰信号，要获取真正运动想象信号需要找到脑电反应明显的采集位置，经很多研究，与左、右手运动想象的脑电信号主要反映在 C3、C4 电极位置（图 8-10）。

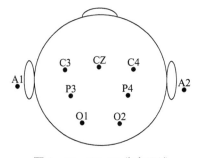

图 8-10　C3、C4 分布区域

（四）信号处理

脑电信号幅值相对较小，一般为 $10\sim50\ \mu V$，它们在被电极检测后需要对信号进行处理后才能传至计算机进行特征提取及分类等处理。信号处理主要包含前置放大、高通滤波、低通滤波、高增益放大、陷波、整流及平滑处理、模数转换等。脑电采集及信号处理示意框图（图 8-11）。

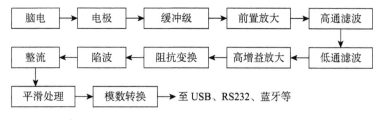

图 8-11　脑电采集及信号处理示意框图

（五）特征提取和分类

1. 特征提取的方法

输入信号采集及处理后，接着就是对数据进行分析，分析的目的就是从多通道脑电中将不同运动想象所反映出的特征进行提取。特征提取方法可以分为三类，直接对所研究信号的时域和频域特性进行特征提取；非线性和混沌理论的特征提取；空间域特征提取，常见方法有公共空间模式（CSP）、主分量分析（PCA）和独立分量分析（ICA）等。以下就频域傅立叶变换特征提取法及空间域特征提取方法作简单介绍。

（1）傅立叶变换特征提取法

在脑电频域分析及特征提取的研究中，最早的分析理论是傅立叶变换，它是频域特征最常见的分析方法之一。傅立叶变换将时域与频域联系起来，在时域内难以发现的特征在频域中显现出来，经过傅立叶逆变换，频域信号可以变换到时域。

傅立叶变换公式

$$F(\omega) = \frac{1}{2\pi} \int_{-\infty}^{+\infty} f(t) e^{-j\omega t} \, dt \qquad (8-1)$$

傅立叶逆变换公式

$$f(t) = \frac{1}{2\pi} \int_{-\infty}^{+\infty} F(\omega) e^{j\omega t} \, d\omega \qquad (8-2)$$

公式中 ω 为角频率，$\omega = 2\pi f$。

基于不同运动想象的脑电信号中，包含了多种频率和谐波成分，采用快速傅立叶变换（FFT）可将时域信号分解成与其频率对应、可反映能量分布的幅值谱。由于信号功率与其幅值的平方成正比，实际应用中较多采用功率谱。某运动想象的功率谱（图 8 - 12）。

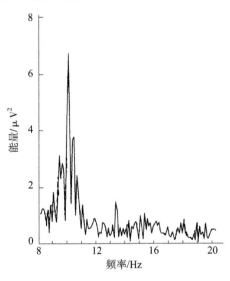

图 8 - 12　某运动想象的功率谱

（2）空间域特征提取法

公共空间模式（Common Spatial Patterns，CSP）滤波法。首先用滤波器滤去低于8 Hz和高于30 Hz的信号，使特征提取的频段为8～30 Hz。原因在于8～30 Hz的频段中存在着具有明显特征的α波、θ波、μ节律和β节律，这样方便进行特征的分析。对于公共空间模式滤波来说，其算法（具体算法请参考有关资料）的核心在于能够找出一种滤波器，它能够将反映不同运动想象的不同类别脑电数据区分出来，并且使其脑电特征达到最大化。方法就是将预处理得到的高维时域信号，通过设计出的CSP滤波器，将其投影到低维空间，目的是实现两类脑电数据的协方差最大化，这样就能够实现最优的分类处理。

2. 分类

在对脑电信号进行特征提取后，需要对其分类，神经网络分析、小波变换、支持向量机（Support Vector Machine，SVM）等在脑电分类中得到广泛应用。神经网络分析先前已作介绍，以下对在脑电分类方面使用相对较多的支持向量机法作简要介绍。

支持向量机是一种基于结构风险最小化原则的通用学习算法，在模式识别相关领域已经得到广泛的应用。SVM方法是从线性可分情况下的最优分类面提出的。所谓最优分类面就是要求分类面不但能将两类样本无错误分开，而且要使两类之间的距离最大。SVM的主要思想是利用核函数将输入向量映射到一个高维特征空间，并在该空间内构造一个最优分类超平面来逼近分类函数，最优分类超平面的构造最终归结为在原空间上求解一个凸二次规划问题：

设给定问题的训练样本集为$\{(x_1;y_1),(x_2;y_2),\cdots,(x_l;y_l)\}$，其中$x_i \in \mathbf{R}^n$；$y_i \in (-1,1)$，$i=1,\cdots,l$。假设该训练集的正反两类样本可以被一个超平面划分，即存在一个超平面

$$\omega x + b = 0 \qquad\qquad (8-3)$$

满足$\omega x_i + b > 0$，对于任何$y_i = +1$；$\omega x_i + b < 0$，对于任何$y_i = -1$。

对于某一个问题，可能存在很多个满足式（8-3）的超平面，但仅有一个称为最优超平面。所谓最优超平面是指距离超平面最近的点跟超平面的距离达到最大（图8-13），h^*就是最优超平面。支持向量机就是要寻找这个最优超平面，而那些跟最优超平面距离最近的点就是支持向量。

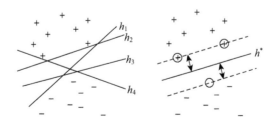

图8-13　支持向量机SVM工作原理示意图

有关支持向量机更多知识内容请参考相关书籍。

（六）控制器

分类所产生的运动类型和运动速度传至控制器，控制器对其进行处理产生控制信号至驱动器。

（七）驱动器

驱动器根据控制信号产生相应驱动电压。

（八）微型直流电机

驱动电压使微型直流电机运行。

（九）上肢假肢机构

微型直流电机输出的机械动力经传动机构拖动上肢假肢机构运动，实现运动想象的上肢运动。

（十）视觉器官

视觉器官将外部环境信息及上肢假肢的状态传至大脑。上肢假肢运动时，视觉器官将上肢假肢的运动状态不断地反馈到大脑。

三、工作原理

上肢假肢脑机接口控制系统根据大脑上肢运动想象产生的脑电变化去控制上肢假肢运动。以下结合图 8-4 简介上肢假肢脑机接口控制的工作原理。

外界信息通过视觉器官经视觉神经传至大脑枕叶皮质，由枕叶皮质及脑中与视觉相关皮质及区域进行处理，经神经网络至大脑额叶皮质，大脑额叶皮质对物品信息进行思考，若大脑额叶皮质思考的结果为手部运动，则大脑额叶皮质将产生手部运动想象，经大脑额叶皮质通过神经网络与脑中和运动相关的皮质及区域协同运作，使大脑运动皮质与手部运动相关的神经元出现冲动，从而使该区域出现脑电变化。脑电信号采集后，经信号处理至控制器，控制器对数据进行特征提取及分类，得出的运动类型和运动速度，并产生相应控制信号传至驱动器，驱动器根据控制信号产生电压驱动微型直流电机运行，微型直流电机输出的机械动力经传动机构拖动假手机构运动，实现大脑中所想象的手部运动。

第四节　上肢假肢控制近期研究及展望

目前，上肢假肢控制大致有如下一些研究方向：触觉反馈型肌电控制假手、仿生手肌电模式识别控制、上肢假肢肌电多自由度控制、上肢假肢肌电多自由度协同控制、假手神经接口控制、上肢假肢脑机接口控制、上肢假肢肌电脑电多模态控制和假手肢智能控制等。

一、上肢假肢控制研究近况

（一）触觉反馈型肌电控制假手

近年来，假手肌电控制系统中引入了握力、位移、触觉等反馈。瑞典和意大利联合开发的具有触觉的假手，它里面安置的传感器在手指被挤压或触碰时，触碰信息经过处理与神经系统关联，通过神经系统传递至大脑，大脑有了触觉感，即可根据触觉感及时调整运动想象对假手状态进行调整。具有触觉的假手正在缩小其与正常人手的差别。

（二）仿生手肌电模式识别控制

模式识别的研究主要包括特征提取及特征分类两方面。均方根（RMS）和绝对均值（MVA）是经常使用到的两种时域特征，大量文献指出，肌电信号的幅度特征（RMS、MVA 等）能够作为不同肌电模式分类的有效特征。特征分类主要有线性判别分析（LDA）、神经网络（ANN）、模糊逻辑（FL）和支持向量机（SVM）等。仿生手肌电模式识别控制使仿生手能够完成多种姿势手部运动。

（三）上肢假肢肌电多自由度控制

随着信号处理技术进步、动作分类水平提高及高性能单片机的出现，表面肌电中手、腕、肘和肩的上肢运动想象的特征提取和分类更趋精准，使手、腕、肘和肩的多自由度运动控制能够准确、可靠。

（四）上肢假肢肌电多自由度协同控制

当今，在上肢假肢肌电多自由度控制方面，一个完整的运动过程，由各自由度依一定顺序分时完成，存在较为明显分段运动。有学者尝试通过获取多通道脑电肌电及肘关节、腕关节、手部位置等信号，采用新的特征提取和识别方法，以实现多自由度协同控制，使上肢假肢多自由度运动更为连贯、自然。

（五）假手神经接口控制

神经控制假手就是将电极植入人体的运动神经和感觉神经，控制系统根据运动神经生物电信号变化产生控制信号去控制微型直流电机拖动假手机构运动，假手机构的运动状态通过处理以电刺激信号刺激感觉神经，将假手状态反馈大脑，大脑对反馈信息进行处理，产生调整手部运动的神经冲动至运动神经，控制系统根据运动神经生物电信号对假手机构的运动状态进行调整，使假手达到精准运动。

(六）上肢假肢脑机接口控制

大脑运动皮质的脑电活动与人体的运动之间存在着一定的相关性。已有上肢肩离断患者进行了脑机接口控制上肢假肢实验。脑机接口控制的上肢假肢直接采集大脑上肢运动想象产生的脑电信号,控制系统根据脑电信号变化控制上肢假肢机构运动。

(七）上肢假肢肌电脑电多模态控制

上肢假肢肌电脑电多模态控制是上肢假肢控制研究的一个新的方向。肌电脑电多模态控制有多个信号输入,而且输入信号有脑电和肌电不同类别,可以利用不同信号各自在检测及控制方面的优势来提高控制系统的整体性能,使上肢假肢实现大脑运动想象的成功率,可靠性得到提高。对比实验结果表明,在特征提取和分类方面脑电和肌电多模态方式明显优于单模态方式。

(八）假手智能控制

人通过学习适应控制系统及控制系统的自适应机制已逐渐成为上肢假肢智能控制的热点。目前智能控制假手采用人工智能技术对肌电数据进行运动模式识别,使假手能实现多种大脑运动想象的手部运动。已有采用人工智能技术的智能控制假手产品面世,产品有自学习功能。

二、握力自动调节假手简介

(一）握力自动调节假手控制系统

握力自动调节假手控制系统组成框图(图8-14)。

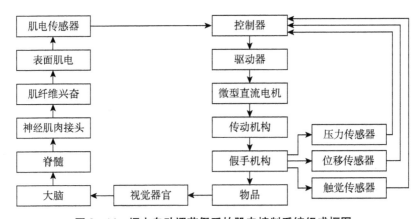

图8-14 握力自动调节假手的肌电控制系统组成框图

1. 压力传感器

压力传感器用于检测假手握紧物品时的握力。常用的压力传感器有电阻式和电容式压力传感器。PPS 电容压力传感器(图 8-15),其直径为 7 毫米,厚度为 0.35 毫米。

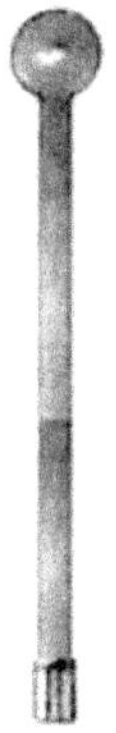

2. 位移传感器

位移传感器用于检测假手握紧或松开的程度。常用的位移传感器有编码器和电位计,但体积均较大。GMR 效应的磁性敏感传感器体积较小,较适用假手的位移检测。

3. 触觉传感器

触觉传感器用于检测假手在握持物品时物品的滑动程度。检测物品的滑动可采用具有三维力触觉传感器,该传感器通过一个硅橡胶半球体感知所测力[图 8-16(a)],并将所测力传递到传感器内的圆形基片 4 个压阻材料上[图 8-16(b)],当硅橡胶半球体受到法向力时,4 个电阻的电阻值变化相同;硅橡胶半球体受到 x 正方向切向力时,电阻 R_1 的电阻值变化较电阻 R_3 大,而电阻 R_2 和 R_4 的电阻值变化相等;硅橡胶半球体受到 y 正方向切向力时,电阻 R_2 的电阻值变化较电阻 R_4 大,而电阻 R_1 和 R_3 的电阻值变化相等。物品出现滑动时,硅橡胶半球体受到切向力作用,相关电阻值的变化与切向力的变化成对应关系。

图 8-15 PPS 电容压力传感器

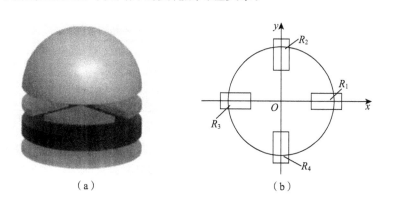

|（a）| |（b）|

图 8-16 触觉传感器结构及原理示意图

4. 控制器

控制器包含模式识别控制特性和握力自动调节特性,模式识别控制特性对大脑运动想象进行运动模式分类产生运动类型和运动速度的控制信号,握力自动调节特性根据握力、位移和触觉信号产生握力自动调节信号。图 8-14 中除已说明的组成框外,其余组成框的具体内容请见书中有关部分。

(二) 工作原理

物品信息从视觉器官经视觉神经至大脑枕叶皮质,由枕叶皮质及脑中与视觉相关皮质及区域进行处理,经神经网络至大脑额叶皮质,大脑额叶皮质对物体信息进行思考,其间,大量与思考及判断相关神经元频繁产生神经冲动。大脑额叶皮质思考的结果若涉及手部运动,将出现手部运动想象,经神经网络与脑中和运动相关的皮质及区域协同运作,使大脑运动皮质与手部运动相关的神经元出现冲动。大脑运动皮质与手部运动相关的神经冲动经神经系统传导至脊髓前角 α 运动神经元,α 运动神经元冲动通过神经肌肉接头使其所支配的与手部运动相关的肌纤维出现兴奋,导致其表面皮肤的肌电出现变化。肌电传感器对肌电进行检测,肌电信号传至控制器,控制器中的单片机对信号进行模数(A/D)转换,对肌电数据进行特征提取及运动模式分类,产生运动类型和运动速度代码,对运动类型和运动速度进行处理产生控制信号至驱动器,驱动器根据控制信号产生电压驱动微型直流电机运行,微型直流电机输出的机械动力经传动机构拖动假手机构实现大脑中所想象的手部运动。假手在握紧物品的过程中,安置在其上的压力、位移和触觉三个传感器不断地将检测数据反馈到控制器,控制器中的单片机程序对三者按确定的算法进行处理,产生调整手部运动的控制信号至驱动器,驱动器根据控制信号产生电压驱动微型直流电机运行,微型直流电机输出的机械动力经传动机构对假手运动状况进行调整,最终使物品的握紧程度处于良好状态。对于易于变形的软质物品握紧的控制过程:若出现握力值增加,位移随着增加,触觉传感器滑动值未增加,则软质物品已达握紧状态,握力调节过程结束;在上述握力和位移情况下,若触觉传感器滑动值出现增加,则增加握力至触觉传感器滑动值不再增加,则软质物品已达稳定的握紧状态,结束握力调节过程。对于不易变形的硬质物品握紧的控制过程:若握力值增加,位移值不增加,触觉传感器滑动值未增加,则硬质物品已达握紧状态,握力调节过程结束;在上述握力和位移情况下,若触觉传感器滑动出现增加,则增加握力至触觉传感器滑动值不再增加,则硬质物品已达稳定的握紧状态,结束握力调节过程。视觉反馈与压力反馈、位移反馈和触觉反馈的作用使握力自动调节的假手对物品具有合适和良好的握紧程度。假手握紧矿泉水瓶图(图 8 - 17)。

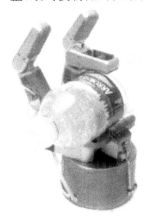

图 8 - 17　握力自动调节假手握紧矿泉水瓶图

三、神经接口控制假手简介

神经接口控制假手较常见的有两种:一种是电极植入式双向神经接口控制假手;另一种是非植入式双向神经接口控制假手。

(一)植入式双向神经接口控制假手

1. 植入式双向神经接口的构建

植入式双向神经接口是一种通过外科手术将电极植入与手部运动相关的运动神经(传出神经)和与手部感觉相关的感觉神经(传入神经),可直接获取运动神经生物电或使用电信号刺激感觉神经的双向传递接口。

2. 假手植入式双向神经接口控制系统组成

假手植入式双向神经接口控制系统组成框图（图 8-18）。

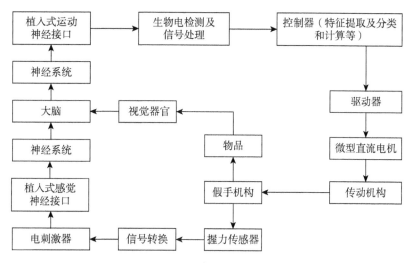

图 8-18　假手植入式双向神经接口控制系统组成框图

3. 电刺激作用于神经的机理

当刺激神经纤维的电流强度达到某一阈值时，受刺激处的细胞膜电位发生变化，从而引起离子通透性发生变化，并随之产生神经冲动。神经冲动通过神经系统传递到大脑，使大脑与感觉相关的皮质出现刺激感受。由于电刺激作用于感觉神经可以使外部信息传递至大脑，所以电刺激作用于感觉神经成为实现感觉反馈的常用方法。

4. 假手植入式双向神经接口控制工作原理

物品信息从视觉器官经视觉神经传至大脑枕叶皮质，由枕叶皮质及脑中与视觉相关皮质及区域进行处理，经神经网络至大脑额叶皮质，大脑额叶皮质对物品信息进行思考，其间，大量与思考及判断相关神经元频繁产生神经冲动。大脑额叶皮质思考的结果若涉及手部运动，将出现手部运动想象，经神经网络与脑中和运动相关的皮质及区域协同运作，使大脑运动皮质的与手部运动相关的神经元出现冲动，神经冲动经神经系统传至植入式运动神经接口，使该神经接口的生物电出现变化。生物电经电极检测及信号处理至控制器，控制器对数据进行处理，产生控制信号至驱动器，驱动器根据控制信号产生电压驱动微型直流电机运行，微型直流电机输出的机械动力经传动机构拖动假手机构运动，实现大脑中所想象的手部运动。假手接触到物品时，握力传感器将握力转换为电信号至信号转换电路，信号转换电路将握力传感器输出信号转换成符合电刺激器输入要求的电信号至电刺激器，电刺激器根据输入信号输出相应强度电刺激信号至植入式感觉神经接口，导致感觉神经出现冲动。该冲动经神经系统传至大脑，使大脑与感觉相关的皮质出现刺激感受，这种刺激感受经神经网络传至与思考相关的大脑额叶皮质，对握力信息思考产生调整手部运动想象，调整手部运动想象经神经网络与脑中和运动相关的皮质及区域协同运作，使大脑运动皮质的与手部运动相关的神经元出现冲动，神经冲动经神经系统至植入式运动神经接口，使该神经接口的生物电出现变化。生物电经电极检测及信号处理至控制器,控制器对数据进行处理产生控制信号至驱动器,驱动器根据控制信号产生电压驱动微型直流电机运行,微型直流电机输出的机械动力经传动机构拖动假手机构运动,实现大脑中所想象的手部运动调整,经几次调整后,以合适的握力握紧物品。假手植入式双向神经接口控制包含了视觉和感觉反馈,假手具有了相当的本体感觉。植入式双向神经接口控制方式可获得具有良好分辨率的生物电信号,并可将假手的状态经过处理由神经系统传至大脑,使假手与大脑之间建立直接联系,目前该技术尚处于研究阶段,使用风险和成本较高。

(二) 非植入式双向神经接口控制假手

将假手植入式双向神经接口控制系统组成框图(图8-18)中的植入式运动神经接口框改为非植入式运动神经接口框,植入式感觉神经接口框改为非植入式感觉神经接口框,即可产生假手非植入式双向神经接口控制系统组成框图。上海交通大学 SJT-6 灵巧假手研究团队采用肌电和近红外光谱集成化传感器在截肢患者残肢的非植入式运动神经接口对截肢患者大脑运动想象的生物电进行检测,假手的运动状态由传感器检测经转换电路至电刺激器,电刺激器发出的电刺激信号至非植入感觉神经接口,经神经系统反馈至大脑。假手非植入式双向神经接口控制系统包含了视觉和感觉反馈,假手具有了相当的本体感觉。假手非植入式双向神经接口控制工作原理与假手植入式双向神经接口控制工作原理类似。截肢患者使用 SJT-6 灵巧假手(图8-19)。

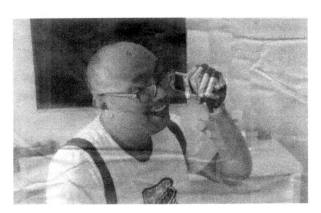

图 8-19　截肢患者使用 SJT-6 灵巧假手

具有较完善感觉反馈功能的假手可在不依赖视觉的情况下获取物品。

四、智能控制假手简介

智能控制是一种具有模拟人的自学习和自适应的能力。智能控制系统是实现某种控制任务的智能系统。自学习一般指对某事物的未知特征所固有信息进行学习,并将得到的经验用于进一步估计、分类、决策或控制。自适应一般指系统按照环境的变化,调整其自身,使得其行为在新的或已经改变的环境下达到最好或至少是容许的特性和功能。智能控制按其作用原理可分基于模糊推理的智能控制、基于人工神经网络的智能控制、学习控制、基于规则的仿人智能控制、基于知识工程的专家控制和复合智能控制几类。目前智能控制假手较多采用基于人工神经网络的智能控制和基于模糊推理的智能控制。智能控制假手采用人工神经网络对多通道肌电信息进行运动模式识别,使假手能实现多种大脑运动想象的手部运动。现已研制出模仿人类大脑的神经网络芯片及人工智能软件平台,将有助于开发模拟人脑学习、判断和决策的智能控制系统。

（一）假手智能控制系统

将(图 6-2)假肢肌电控制系统(共性)组成方框图中的控制器框改为智能控制器框、驱动器确定为 PWM 型驱动器和假肢机构框确定为假手机构,则(图 6-2)假肢肌电控制系统(共性)组成方框图就演变为假手智能控制系统组成方框图。除有个性化定义的方框外,其余肌电控制系统组成共性化方框的功能请见第六章第一节的相关内容。智能控制器的功能是对多通道肌电信号进行模数(A/D)转换,特征提取和基于神经网络的运动模式识别,产生大脑运动想象对应的手部运动类型和运动速度的控制信号。

（二）部分智能控制假手简介

1. BrainRobotics 智能灵巧假手

BrainRobotics 智能灵巧假手对 16 个肌电部位进行检测,肌电信号通过信号处理、特征提取,由深度学习神经网络对大脑手部运动想象的数据进行运动模式的识别,产生控制信号至驱动器,驱动器根据控制信号产生电压驱动微型直流电机运行,微型直流电机输出的机械动力经传动机构拖动假手机构实现大脑运动想象的手部运动。BrainRobotics 智能灵巧假手手部见图 8-20。BrainRobotics 智能灵巧假手臂筒中的肌电检测电极见图 8-21。

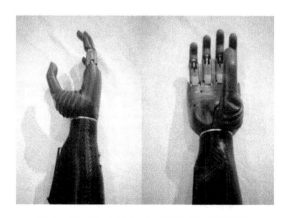

图 8-20　BrainRobotics 智能灵巧假手手部

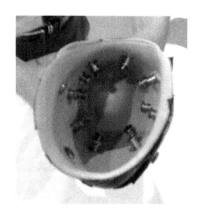

图 8-21　臂筒中的肌电检测电极

BrainRobotics 智能灵巧假手有 10 个活动关节和 6 个活动自由度,可实现 5 根手指的独立运动和手指间的协同操作,有 23 个常用手势可满足截肢患者日常生活的操作需求。

2. OHand 超级义肢

OHand 超级义肢有 10 个活动关节和 6 个活动自由度,可实现 5 根手指的独立运动和手指间的协同操作。8 个肌电传感器对肌电进行检测,肌电信号经模数(A/D)转换至人工智能处理器,人工神经网络对反映大脑手部运动想象的数据进行运动模式识别,产生控制信号至驱动器,驱动器根据控制信号产生电压驱动微型直流电机运行,微型直流电机输出的机械动力经传动机构拖动假手机构实现大脑运动想象的手部运动。OHand 超级义肢具有自学习及进化能力,随着用户使用时间增加,手势识别模型更趋准确。OHand 超级义肢有 20 个常用手势。OHand 超级义肢手部(图 8 - 22)。含有肌电传感器的臂筒(图 8 - 23)。基于人工神经网络的肌电特征与手部运动分类示意图(图 8 - 24)。

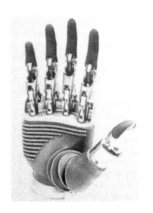 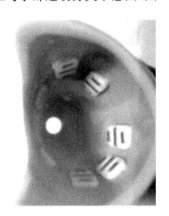

图 8 - 22　OHand 超级义肢手部　　图 8 - 23　含有肌电传感器的臂筒

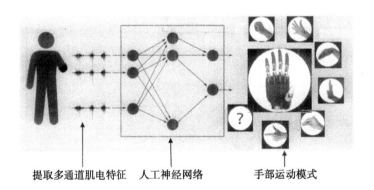

提取多通道肌电特征　　人工神经网络　　　手部运动模式

图 8 - 24　基于人工神经网络的肌电特征与手部运动分类示意图

3. 米开朗琪罗智能仿生肌电手

米开朗琪罗智能仿生肌电手采用智能总线技术,AxonMasterc 处理器精准获取截肢患者传来的控制信号,并精确地传给假肢机构,以控制其准确完成截肢患者想要完成的多种手部运动。米开朗琪罗智能仿生肌电手一些手部姿势(图8-25)。

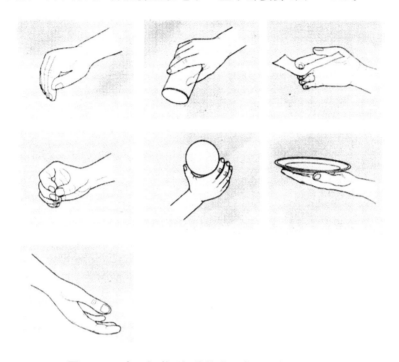

图 8-25　米开朗琪罗智能仿生肌电手一些手部姿势

除上述三款外,奥索量子仿生手有智能运动姿势控制功能,犹他臂 3 型有自适应功能。

五、上肢假肢肌电控制研究展望

上肢假肢涉及生物医学、生物医学检测技术、电子学、计算机技术、信号处理、信号分析、控制技术、电力拖动、精密机械、材料学、3D 打印技术等多个学科及技术领域。目前,上肢假肢的研究主要在以下几个方面展开:我国的假手的研究已进入仿生手阶段,已有智能仿生手面世,随着人工智能控制仿生手的研究深入,仿生手将有更好的功能;脑机接口研究的进展,使肩离断截肢患者有望通过运动想象操作多自由度上肢假肢去实现所想象的运动;灵巧机构设计、生机交互及神经移植方面的突破性进展,使上肢高位截肢的患者有望配置多自由度上肢假肢;生机一体化研究的进展,将使截肢患者有望通过神经反馈对假手具有较好的本体感觉,假手与真手差别将缩小。上述研究中的假肢大多尚在实验阶段。基于肌电的上肢假肢多自由度控制的关键是模式识别,随着人工智能算法研究的深入及处理器芯片性能的提高,肌电控制的多自由度上肢假肢及肌电控制的多自由度协同运动的上肢假肢有望逐步进入实用阶段。多自由度假手(i-LIMB Hand,Bebionic Hand Vincent Hand 等)已产品化,随着假手触觉研究的深入,这类假手的性能有望进一步提高。肌电控制假手在实际使用中面临信号微弱、肌肤阻抗、电极位置、肌肉疲劳、出汗、电极接触压力和电磁干扰等一系列情况,针对这些情况正在开展自诊断、自学习和自适应等智能技术方面研究,有望提高假肢使用的可靠性和稳定性。上肢假肢智能控制的研究深入及产品化,将在更大程度上满足患者对功能性、稳定性、易操控性、舒适性和外观逼真性的期望;将在更大程度上提高和完善上肢假肢的替代功能。在互联网5G及大数据时代,有的智能仿生手公司通过远程平台处理用户肌电数据,并将其存储至肌电数据库,同时生成用户的手势模型。5G及大数据将为上肢假肢智能控制的功能扩展提供有力支撑。

随着科学技术的进步,电子皮肤、人造神经和神经芯片的研究正在向前推进,以及上肢假肢肌电控制、神经接口控制、脑机接口控制和智能控制研究深入,具有接近感、触及感、滑移感和扭力感的假手,能按照人的意愿运动的多自由度协同控制的上肢假肢将逐步地研究出来。上肢假肢在功能和形态上与健肢的差别将越来越小,截肢患者的接受度将越来越高,让截肢患者用高性能的上肢假肢去生活、学习、工作,去服务社会是上肢假肢研制所追求的目标。科学技术不断进步,研究不断深入,制造水平不断提高,截肢患者几乎感觉不到身上的假肢是假的,其他人也几乎不认为其假肢是假的愿景终将会实现。

参 考 文 献

[1] 赵辉三. 假肢与矫形器学[M]. 北京:华夏出版社,2013.

[2] 喻洪流. 假肢矫形器原理与应用[M]. 南京:东南大学出版社,2011.

[3] 武继祥. 假肢与矫形器的临床应用[M]. 北京:人民卫生出版社,2012.

[4] 舒彬. 临床康复工程学[M]. 2 版. 北京:人民卫生出版社,2018.

[5] 王国祥. 骨骼肌神经调控与表面肌电图技术应用[M]. 北京:北京体育大学出版社,2016.

[6] 于龙川. 神经生物学[M]. 北京:北京大学出版社,2012.

[7] 孙庆伟. 人体生理学[M]. 北京:科学出版社,2016.

[8] 王新德. 神经病学. 第 2 卷[M]. 北京:人民军医出版社,2002.

[9] 丁国芳. 人体解剖学[M]. 北京:人民卫生出版社,2008.

[10] 王松. 运动解剖学[M]. 武汉:华中科技大学出版社,2017.

[11] 明东. 神经工程学[M]. 北京:科学出版社,2018.

[12] 李玉章. 表面肌电在体育中的应用[M]. 上海:复旦大学出版社,2015.

[13] 李世明. 运动技术诊断概论[M]. 北京:科学出版社,2014.

[14] 李刚,林凌. 生物医学电子学[M]. 北京:北京航空航天大学出版社,2014.

[15] 贺忠海. 医学电子仪器设计[M]. 北京:机械工业出版社,2014.

[16] 陈仲本. 医学电子学基础[M]. 北京:人民卫生出版社,2005.

[17] 约翰·G. 韦伯斯特. 医学仪器:应用与设计[M]. 4 版. 单纯玉,译. 北京:科学出版社,2016.

[18] 杨玉星. 生物医学传感器与检测技术[M]. 北京:化学工业出版社,2009.

[19] 李天钢,马春排. 生物医学测量与仪器:原理与设计[M]. 西安:西安交通大学出版社,2009.

[20] 马忠丽. 传感器及信号检测转换技术[M]. 哈尔滨:哈尔滨工业大学出版社,2016.

[21] 杭和平. AVR 单片机原理与 GCC 编程实践:智能小车的系统开发[M]. 北京:中国电力出版社,2012.

[22] 周兴华. AVR 单片机 C 语言高级编程设计[M]. 北京:中国电力出版社,2011.

[23] 吴新杰. AVR 单片机项目教程:基于 C 语言[M]. 北京:北京航空航天大学出版社,2013.

[24] 史锡腾. 单片机开发应用案例:基于 PC 网络的心电监护仪设计与制作[M]. 武汉:华中科技大学出版社,2009.

[25] 莫会成. 微特电机[M]. 北京:中国电力出版社,2015.

[26] 陈万米. 机器人控制技术[M]. 北京:机械工业出版社,2017.

[27] 梁静坤. 基于想象驾驶行为的脑机接口控制[M]. 北京:国防工业出版社,2015.

[28] 贾花萍,赵俊龙. 脑电信号分析方法与脑机接口技术[M]. 北京:科学出版社,2016.

[29] 刘宏. 仿人型假手及其生机交互控制[M]. 哈尔滨:哈尔滨工业大学出版社,2016.

[30] 肖晓鸿. 康复工程技术[M]. 北京:人民卫生出版社,2014.

[31] 张向荣. 模式识别[M]. 西安:西安电子科技大学出版社,2019.

[32] EWART R, CARSON, PETER K, et al. Advances in biomedical measurement[M]. New York:Springer-Verlag New York Inc. ,2011.

[33] SUBHAS C M,AUMÈ L E. Advances in biomedical sensing, measurements - instrumentation and systems[M]. Berlin and Heidelberg:Springer-Verlag,2009.

[34] 斯奎尔. Sensory System and Motor System [M]. 北京:科学出版社,2009.

[35] PONPRIYA P, PRIYA E. Design and control of prosthetic hand using myoelectric signal[C]. 2017 2nd International Conference on Computing and Communications Technologies (ICCCT),2017:383 - 387.

[36] REAZ M B I, HUSSAIN M S, MOHD Y F. Techniques of EMG signal analysis: detection, processing, classification and applications[J]. Biological Procedures Online,2006,8:11 - 35.

[37] PARKER P, ENGIEHART K, HUDCINS B. Myoelectric signal processing for control of powered limb prostheses[J]. Journal of Electromyography and Kinesiology, 2006,16:541 - 548.

[38] XI X, ZHANG Q . Research and development:Two-freedom electromyography prosthetic hand[C]. The 2nd International Conference on Information Science and Engineering, 2010:453 - 456.

[39] KYBERD P J, LEMAIRE E D, et al. Two-degree-of-freedom powered prosthetic wrist[J]. Journal of Rehabilitation & Development,2011,48:609 - 617.

[40] PANCHOLI S, JOSHI A M . Portable EMG data acquisition module for upper limb prosthesis application[J]. IEEE Sensors Journal, 2018, 18(6):3436 - 3443.

[41] LEE S, KIM M O, KANG T, et al. Knit Band Sensor for Myoelectric Control of Surface EMG-Based Prosthetic Hand[J]. IEEE Sensors Journal, 2018, 18(20):8578 - 8586.

[42] SCHEME E, LOCK B, HARGROVE L, et al. Motion normalized proportional control for improved pattern recognition based myoelectric control[J]. IEEE Transactions on Neural Systems and Rehabilitation Engineering, 2014,22(1):149 - 157.

[43] JIANG N, ENGLEHART K B, PARKER P A . Extracting simultaneous and proportional neural control information for multiple-DOF prostheses from the surface electromyographic signal[J]. IEEE Transactions on Biomedical Engineering, 2009, 56(4):1070 - 1080.

[44] SMITH L H, HARGOVE L J . Intramuscular EMG after targeted muscle

reinnervation for pattern recognition control of myoelectric prostheses[C]. 2013 IEEE/EMBS Conference on Neural Engineering, 2013:1155 – 1158.

[45] AMSÜSS S, GOEBEL P M, NING JIANG, et al . Self-correcting pattern recognition system of surface EMG signals for upper limb prosthesis control[J]. 2014,61(4): 1167 – 1176.

[45] DAI L , DUAN F . Comparison of sEMG-based feature extraction and hand motion classification methods[C]. 2015 11th International Conference on Natural Computation (ICNC), 2015: 881 – 886.

[47] OSKOEI M A, HU H. Support vector machine-based classification scheme for myoelectric control applied to upper limb[J]. IEEE Transactions on Biomedical Engineering, 2008,55:1956 – 1965.

[48] AMERI A, KAMAVUAKO E N, SCHEME E J, et al. Support vector regression for improved real-time, simultaneous myoelectric control [J]. IEEE Trans. Neural Syst. Rehabil Eng, 2014,22(6):1198 – 1209.

[49] ATOUFI B, KAMAVUAKO E N, HUDGINS B, et al. Classification of hand and wrist tasks of unknown force levels using muscle synergies[C]. 2015 37th Annual International Conference of the IEEE Engineering in Medicine and Biology Society (EMBC), 2015: 1663 – 1666.

[50] PATEL G K, CASTELLINI C, HAHNE J M, et al. A classification method for myoelectric control of hand prostheses inspired by muscle coordination[J]. IEEE Transactions on Neural Systems and Rehabilitation Engineering, 2018, 26(9): 1745 – 1755.

[51] ENGLEHART K, HUDGINS B. A robust, real-time control scheme for multifunction myoelectric control [J]. IEEE Transaction on Biomedical Engineering, 2003,50: 848 – 854.

[52] FAN B, LI K . The speech control system of intelligent robot prosthesis[C]. 2010 Second WRI Global Congress on Intelligent Systems, 2010: 407 – 409.

[53] FANG P , GENG Y, WEI Z, et al. New control strategies for multifunctional prostheses that combine electromyographic and speech signals [J]. IEEE Intelligent Systems, 2015,30(4): 47 – 53.

[54] VAUGHAN T M, HEETDERKA W J, TREJO L J, et al. Brain-computer interface technology : A review of the second international meeting[J] IEEE Transactions on Rehabiliation Engineering, 2003,11(2):94 – 109.

[55] RASHID N, MAHMOOD F, IQBAL J . Unorthodox approach to classify EEG signals for upper limb prosthesis application [C]. 2018 18th International Conference on Control, Automation and Systems (ICCAS), 2018: 508 – 512.

[56] ZHANG X, WANG Y, CHENG Z. An EEG based approach for pattern recognition of precise hand activities with data fusion technology[C]. IECON 2007 – 33rd Annu-

al Conference of the IEEE Industrial Electronics Society,2007: 2423 – 2428.

[57] MOHAMED A K, MARWALA T, JOHN L R . Single-trial EEG discrimination between wrist and finger movement imagery and execution in a sensorimotor BCI [C]. 2011 Annual International Conference of the IEEE Engineering in Medicine and Biology Society,2011:6289 – 6293.

[58] 刘冲,赵海滨,等. 基于 CSP 与 SVM 算法的运动想象脑电信号分类[J]. 东北大学学报(自然科学版),2010,31(8):98 – 101.

[59] KUIKEN T A, MILLER L A, LIPSCHUTZ R D, et al. Targeted reinnervation for enhanced prosthetic arm function in a woman with a proximal amputation: a case study[J]. The Lancet, 2007, 369(9559):371 – 380.

[60] MASTINU E, DOGUET P, BOQUIN Y, et al. Embedded system for prosthetic control using implanted neuromuscular interfaces accessed via an osseointegrated implant[J]. IEEE Transactions on Biomedical Circuits and Systems, 2017, 11(4): 867 – 877.

[61] SMITH L H, HARGOVE L J . Intramuscular EMG after targeted muscle reinnervation for pattern recognition control of myoelectric prostheses[C]. 2013 IEEE/EMBS Conference on Neural Engineering,2013:1155 – 1158.

[62] KUIKEN T A, LI G, LOC K B A, et al. Targeted muscle reinnervation for real-time myoelectric control of multifunction artificial arms [J] Journal of the American Medical Association,2009,301(6):619 – 628.

[63] MA J, THAKOR N V, MATSUNO F. Hand and wrist movement control of myoelectric prosthesis based on synergy[J]. IEEE Transactions on Human-Machine Systems, 2015, 45(1): 74 – 83.

[64] BENNETT D A, GOLDFARB M . IMU-based wrist rotation control of a transradial myoelectric prosthesis[J]. IEEE Transactions on Neural Systems and Rehabilitation Engineering, 2018,26(2): 419 – 427.

[65] LI G, LI Y, YU L, et al. Conditioning and sampling issues of EMG signals in motion of multifunctional myoelectric prostheses[J]. Annals of Biomedical 2011, 31(6):1779 – 1787.

[66] PYLATIUK C, MOUNIER S, KARGOV A,et al. Progress in the development of a multifunctional hand prosthesis [C]. San Francisco : The 26th IEEE Annual International Conference on Engineering in Medicine and Biology Society, 2004: 4260 – 4263.

[67] FITE K B, WITHROW T J, SHEN X, et al. A gas-actuated anthropomorphic prosthesis for Transhumeral amputees [J]. IEEE Transactions on Robotics, 2008,24:159 – 169.